中山大学放射肿瘤学系列丛书

鼻咽癌放射治疗临床参考指南

主 编　夏云飞　孙　颖　陈　晨

U0257403

北京大学医学出版社

BIYANAI FANGSHE ZHILIAO LINCHUANG CANKAO ZHINAN

图书在版编目（CIP）数据

鼻咽癌放射治疗临床参考指南/夏云飞，孙颖，陈晨
主编.—北京：北京大学医学出版社，2016.3
中山大学放射肿瘤学系列丛书
ISBN 978-7-5659-1338-9

Ⅰ.①鼻… Ⅱ.①夏… ②孙… ③陈… Ⅲ.①鼻咽癌—放
射疗法—指南Ⅳ.①R739.630.5-62

中国版本图书馆CIP数据核字（2016）第033063号

鼻咽癌放射治疗临床参考指南

主　　编：夏云飞　孙　颖　陈　晨
出版发行：北京大学医学出版社
地　　址：（100191）北京市海淀区学院路38号　北京大学医学部院内
电　　话：发行部 010-82802230；图书邮购 010-82802495
网　　址：http://www.pumpress.com.cn
E — mail：booksale@bjmu.edu.cn
印　　刷：北京佳信达欣艺术印刷有限公司
经　　销：新华书店
责任编辑：宋小妹　责任校对：金彤文　责任印制：李　啸
开　　本：889 mm × 1194 mm　1/32　印张：2.375　字数：48千字
版　　次：2016年3月第1版　2016年3月第1次印刷
书　　号：ISBN 978-7-5659-1338-9
定　　价：10.00元
版权所有，违者必究
（凡属质量问题请与本社发行部联系退换）

中山大学放射肿瘤学系列丛书

编委会

总 主 编 夏云飞

副总主编 邓小武 高远红 黄晓延
刘 慧 孙 颖

编 委 （按姓氏笔画排序）

马 骏	文碧秀	邓小武	卢丽霞
卢泰祥	叶伟军	冯慧霞	伍建华
刘 慧	刘宜敏	刘孟忠	孙 颖
苏 勇	李 群	李凤岩	吴少雄
何振宇	张玉晶	陈 凯	陈 勇
林承光	林焕新	罗 伟	郑 坚
胡永红	胡伟汉	夏云飞	高远红
黄晓延	黄晓波	曹新平	谢方云
韩 非	程志斌	曾智帆	管迅行

《鼻咽癌放射治疗临床参考指南》
编委会

主　　编　夏云飞　孙　颖　陈　晨

编　　者　（按姓氏笔画排序）

马　骏　卢泰祥　孙　颖

苏　勇　陈　勇　罗　伟

胡伟汉　谢方云　韩　非

中山大学放射肿瘤学系列丛书

放射治疗（简称放疗）作为传统肿瘤治疗三大手段之一，在肿瘤治疗中起着越来越重要的作用。近20年，随着放射治疗学新理论、新技术、新设备、新方法的不断出现，肿瘤放射治疗进展异常迅速，放射治疗方法和技术有很大的改变，治疗效果有了很大的提高。

中山大学肿瘤防治中心放射治疗科是目前全国最大的集医疗、教学、科研于一体的放疗中心，2014年获准作为全国首批住院医师规范化培训（放射肿瘤专业）基地，拥有各种技术先进的直线加速器12台，调强放射治疗从2010年起成为常规的放射治疗。此外，中山大学肿瘤防治中心放射治疗科还有容积调强放疗技术、立体定向放射治疗（SBRT）技术、影像引导放射治疗（IGRT）技术和3F（flattening，filter，free）技术，每天照射患者近1000例。中山大学肿瘤防治中心放射治疗科每年招收一年制、半年制和短期培训的放射肿瘤进修生近100人，有硕士生导师18人、博士生导师6人，承担国家863计划课题1项，获国家科技进步二等奖2项。

在长期的放射肿瘤临床、教学、科研实践中，我们积累了大量丰富的恶性肿瘤临床治疗经验。中山大学肿瘤防治中心放射治疗科先后出版了《后装治疗》《实用鼻咽癌放射治疗》《实用恶性肿瘤放射治疗学》《常见恶性肿瘤放射治疗手册》等专业著作。在此基础上，以中山大学肿瘤防治中心放射治疗科为主，我们组织了中山大学各附属医院的放射肿瘤学专家、学者，从放射技术学、放射物理学、放射生物学、放射临床肿瘤学、放射治疗护理等方面编写"中山大学放射肿瘤学系列丛书"，希望能把中山大学肿瘤放射治疗的经验分享给同行。在此，谨对给予"中山大学放射肿瘤学系列丛书"的出版帮助的所有人表示诚挚的谢意。

中山大学肿瘤防治中心

夏云飞

2015 年 10 月

前　言

　　鼻咽癌是华南地区高发肿瘤，更是具有广东特色的恶性肿瘤，又有"广东瘤"之称。虽然化学药物治疗（简称化疗）及靶向治疗参与的综合治疗提高了鼻咽癌患者的肿瘤控制率和生存率，但放射治疗仍是鼻咽癌的主要治疗手段。随着现代精确放疗技术的开展，调强放射治疗（intensity-modulated radiation therapy，IMRT）逐渐成为鼻咽癌的标准放疗技术，这同时也带来了一些放射治疗方面的混乱，如 IMRT 要求更精确的解剖定位、更精确的剂量分布、更严格的正常组织保护等，这就面临一个迫切需要解决的问题，即规范地进行放射治疗。鉴于此，依托中山大学肿瘤防治中心半个世纪来对鼻咽癌放射治疗的研究与经验，在中山大学肿瘤防治中心放射治疗科 10 余年鼻咽癌单病种管理及调强放射治疗实践的基础上，我们结合国内外相关推荐指南，针对鼻咽癌的放射治疗及其相关内容，编写了《鼻咽癌放射治疗临床参考指南》，旨在为从事鼻咽癌放射治疗的专业人士提供临床参考。

　　本书具有以下特色：

　　1. 从筛查、临床诊断、临床分期、临床治疗、治疗后随访等方面对鼻咽癌进行了系统性介绍。

　　2. 以鼻咽癌的放射治疗为核心，融合了国际最新的颈部淋巴结分区定义、最新的美国国立综合癌症网络（NCCN）指南建议及其他国内外指南建议，同时也对各个指南推荐的临床靶区（CTV）勾画范围进行了总结比较，并列出了鼻咽癌相关危及器官（OARs）的解剖范围定义及剂量限制。

3. 本书也纳入了一些国内外分期及治疗的新建议，既有临床指导意义，又具有学术研究价值。

我们向为本书付出辛勤劳动的作者们致以衷心的感谢，也要感谢帮助我们成功出版此书的编辑们和出版社。

由于时间仓促，加之我们水平有限，书中难免会有一些遗漏及错误之处，恳请读者不吝赐教，以便在再版时更正。

夏云飞　孙颖　陈晨
2015 年 11 月

目 录

第一部分 筛 查

鼻咽癌是中国华南地区高发肿瘤，具有地域聚集性、种族易感性及家族高发性，其发病因素与遗传、环境及 EB 病毒（Epstein-Barr virus）感染等相关。因疾病的早期症状不典型，初诊时患者病程多为中晚期。放射治疗是鼻咽癌的主要治疗手段，早期患者可采用单纯放射治疗，中晚期患者采用放疗和化疗联合治疗。随着调强放射治疗（IMRT）技术的应用以及综合治疗的进展，非转移性鼻咽癌的 5 年局部区域控制率已超过 90%，远处转移为主要的治疗失败原因，对于转移性鼻咽癌，因转移部位的不同，总生存期在数周至数年间波动。

目前，鼻咽癌的主要筛查手段为对高危地区的 30~59 岁的健康居民进行 EB 病毒抗体检测，同时进行头颈部体格检查。通常采用免疫酶法检测 EB 病毒壳蛋白抗原 - 免疫球蛋白 A（VCA-IgA）和 EB 病毒早期抗体（EA-IgA），而近年来研究表明采用酶联免疫吸附测定 ELISA 法联合检测 VCA-IgA 和核抗原抗体（EBNA1-IgA）更有效。对于 EB 病毒抗体检测阳性及头颈部查体异常的受检者，行鼻咽纤维内镜检查及病理活检以明确诊断。鼻咽癌筛查的危险度定义和相应的筛查间期见表 1[1]。

表 1 鼻咽癌筛查危险人群定义和相应的筛查间期

危险人群分组	定义	筛查间期
高危人群	① ELISA 法抗体滴度 VCA-IgA≥1：80； ② VCA-IgA 和 EA-IgA 滴度均≥1：5； ③ VCA-IgA 和（或）EA-IgA 滴度在筛查间期内单调上升	6 个月至 1年
抗体筛查阳性但不符合高危标准的人群	VCA-IgA 滴度范围从 1：5 至 1：80	2～3 年
阴性人群	EBV 抗体检测阴性	5 年

　　然而，经上述 EB 病毒抗体检测后在高危地区很多受检者显示阳性，需要密切随访，在人力及资源上均是较大的负担。近来，有研究[2] 提示对高危人群（ VCA-IgA 滴度≥1：5 ）进行鼻咽拭子 EB 病毒 DNA 载量检测 [以 5.6×10^3 拷贝 / 拭子（ 0～3.8 ） $\times 10^6$ 为界值] 可以减少需要密切随访人群的数量，并可加入到高危人群的筛查项目中。

第二部分 临床诊断

一、病史采集

（一）主诉

耳鼻症状、头痛、面部麻木、复视、颈部肿块是鼻咽癌患者最常见的主诉，其中无痛性颈部淋巴结肿大是最常见的体征，其次为鼻部症状（以涕血为主）和耳部症状。

（二）临床表现（症状）

早期鼻咽癌可以无症状，仅在常规体检或普查时检出，有患者甚至发展至颈部淋巴结转移才诊出。鼻咽癌常见症状见表2。

表2 鼻咽癌常见症状

临床症状	备述[3]	发生率[4]
血涕	外生型病变的较早期表现之一，严重者可出现鼻咽大出血	73%
鼻塞	鼻咽顶壁、侧壁的肿瘤堵塞或侵入后鼻孔和鼻腔，严重者可致张口呼吸	
耳鸣及听力下降	肿瘤在咽隐窝或咽鼓管圆枕区，由于肿瘤浸润，压迫咽鼓管咽口，易被误诊为中耳炎	62%

临床症状	备述[3]	发生率[4]
头痛	持续性一侧为主的偏头痛，肿瘤多侵及筋膜、骨膜、颅底骨、三叉神经脑膜支、鼻窦、血管、颅内及颈椎等，抗感染治疗不缓解或轻度缓解；合并感染所致者抗感染治疗可缓解；少数为颅顶枕后或颈项部痛	35%
面部麻木	三叉神经受侵或受压	8%
复视及眼部表现	眼眶受侵[a]，展神经（Ⅵ）麻痹，肿瘤侵入蝶窦、海绵窦、颅中窝底后往前上发展，到达眶上裂引发眶上裂综合征，到眶尖视神经管引发眶尖综合征	11%
张口困难	晚期症状，肿瘤侵及翼内肌、翼外肌及翼腭窝所致	3%
脑神经麻痹综合征[b]	颅底或颅内受侵，包括：①眶上裂综合征（Ⅲ、Ⅳ、Ⅴ₁、Ⅵ）；②眶尖综合征；③垂体蝶窦综合征（Ⅲ、Ⅳ、Ⅵ→Ⅴ₁、Ⅱ）；④岩蝶综合征（侵犯破裂孔、岩骨尖后继而卵圆孔和海绵窦，Ⅵ→Ⅴ₃、₂、₁、Ⅲ、Ⅳ、Ⅱ）；⑤颈静脉孔综合征（Ⅸ、Ⅹ、Ⅺ）；⑥舌下神经孔症状（舌下神经损伤）	20%
软腭麻痹	鼻咽肿瘤侵犯耳咽管周围，是肿瘤浸润所致	
颈部淋巴结肿大	无症状或血管、神经受压	76%
远处转移	包括骨、肺、肝、远处淋巴结、皮肤及皮下、骨髓、脑实质；多无症状，或局部症状，多脏器转移时常伴有发热、贫血、消瘦和恶病质	3%

　　a.眼眶受侵途径：①鼻咽肿瘤侵及鼻腔、筛窦→筛窦纸样板→眼眶内侧；②鼻咽肿瘤侵及翼突→翼管→翼腭窝→眶尖、眶下裂→眶内；③鼻咽肿瘤自顶壁侵入蝶窦→筛窦→纸样板→眼眶；④肿瘤侵入颅中窝，向前上发展通过眶上裂或眶尖进入眼眶，形成球后占位
　　b.各脑神经受累相应查体表现详见表4

（三）其他病史

　　合并症（如高血压、糖尿病、心脏病、慢性肾病、乙型病毒性肝炎、肺结核等），地域，个人生活习惯（饮食、吸烟、饮酒等），以及鼻咽癌和（或）其他肿瘤家族史。

（四）体格检查

除检查一般状况、生命体征、身高、体重及系统查体外，还应做详细的专科检查，如肿瘤专科和口腔专科相关检查，以及其他相关功能评价。

1. 肿瘤专科检查

详见表 3 和表 4。

表 3　肿瘤专科体格检查

部位	查体内容[3]
眼	双眼是否对称，有无突眼，视力及视野检查等
耳	外耳道有无肿物或分泌物，鼓膜有无内陷、充血、穿孔，听力检查
鼻	外形，有无鼻塞等
口	详见口腔专科检查
颈部	从上到下或从下到上顺序检查，有无肿大淋巴结。如有，其部位、大小（肿瘤最大径 × 最大径的垂直径 × 厚度）、质地、活动度、是否侵犯皮肤等；若下颈、锁骨上发现有肿大淋巴结，检查腋窝有无肿大淋巴结
脑神经检查	详见表 4；三叉神经、展神经、舌咽神经和舌下神经的受累多见
前鼻镜检查	观察鼻道有无肿块、出血、坏死物等，并排除下鼻甲肥大、鼻中隔偏曲引起的鼻塞
间接鼻咽镜	①咽隐窝是否对称，有无浅窄或消失；②隆突有无变形、增大、移位、不对称或结构不清，耳咽管开口变形或消失；③顶后壁、顶侧壁有无黏膜下隆起增厚或鼻咽腔穹隆形状改变、不对称；④圆拱形的后鼻孔缘有无变形、增厚、被掩盖、堵塞或有无结节、肿块；⑤口咽后壁、侧壁有无肿物或黏膜下隆起，软腭有无下塌或软腭背有无肿胀或局限性隆起
电子鼻咽镜	已成为鼻咽癌放疗前必备检查之一。优势：①不受患者张口大小及咽反射的制约；②更好地发现黏膜表面细微病变；③对侵犯后鼻孔和鼻腔的肿瘤检出率高

表 4　颅底孔道、相应脑神经及其查体 [5-6]

颅底孔道	脑神经	出脑处	颅孔后走行	查体	其他结构
筛板	嗅神经（Ⅰ）	颞叶嗅球	鼻腔	有无嗅觉减退或消失	筛前神经
视神经孔	视神经（Ⅱ）	枕叶外侧膝状体	眼眶	有无视力障碍与视野缺损，眼底有无异常	眼动脉
眶上裂	动眼神经（Ⅲ）	中脑脚间窝	眼眶	有无上睑下垂、眼球外下斜视、瞳孔散大、光反射及调节反射均消失、复视	眼静脉、脑膜中动脉眶支和泪腺动脉返支、交感神经丛、颈动脉神经丛丝
	滑车神经（Ⅳ）	中脑四叠体下方	眼眶	有无眼球向外下方活动受限、下视或下楼时复视	
	三叉神经眼支（V_1）	脑桥		有无角膜反射减弱或消失，额裂以上皮肤或黏膜感觉过敏、减退或消失	
	展神经（Ⅵ）	脑桥延髓沟中部	眼眶	有无内斜视、外展运动受限或不能、复视。注：颅内压增高时两侧展神经常受损，轻度麻痹，无定位意义	
圆孔	三叉神经上颌支（V_2）	脑桥	翼腭窝→眶下裂→眶下孔	有无额裂以下口角以上皮肤或黏膜感觉过敏、减退或消失，颞肌萎缩或无力	
卵圆孔	三叉神经下颌支（V_3）	脑桥	茎突前间隙	有无口角下、颞耳部皮肤或黏膜感觉过敏、减退或消失，咬肌萎缩或无力，张口困难，下颌偏斜	脑膜副动脉、浅岩小神经

（续表）

颅底孔道	脑神经	出脑处	颅孔后走行	查体	其他结构
破裂孔					颈内动脉、颈动脉交感神经丛，翼管神经、咽升动脉脑膜支、导静脉
棘孔	V_3 返支	脑桥			脑膜中动脉和静脉
茎乳孔	面神经（Ⅶ）	脑桥延髓沟外侧		有无周围性面神经麻痹表现[a]、舌前2/3味觉丧失	
内耳道	听神经（Ⅷ）	脑桥延髓沟外侧	茎乳孔	有无听力障碍、耳鸣、眩晕、眼球震颤、平衡障碍	迷路动脉
颈静脉孔	舌咽神经（Ⅸ）	延髓	茎突后间隙	有无口咽、舌后1/3感觉麻痹，舌咽神经痛，有无吞咽困难、咽反射消失、软腭上抬受限	岩下窦，横窦、枕动脉和咽升动脉脑膜支
	迷走神经（Ⅹ）	延髓	茎突后间隙	有无声音嘶哑、饮水返呛、患侧声带麻痹	
	副神经（Ⅺ）	延髓	茎突后间隙	有无胸锁乳突肌和斜方肌萎缩、颈肌活动无力、转颈不能、耸肩无力	
舌下神经管	舌下神经（Ⅻ）	延髓		有无舌肌颤动、舌肌萎缩、伸舌偏斜	咽升动脉脑膜支
枕骨大孔					脊髓、脊髓副神经、脊椎血管、脊髓前（后）血管

[a] 周围性面神经麻痹：患侧额纹变浅或消失，不能皱眉，眼裂变大，眼睑闭合无力，Bell 征（当用力闭眼时眼球向上外方转动，露出白色巩膜）阳性、鼻唇沟变浅，口角下垂，鼓腮漏气，不能吹口哨，吃饭时食物存于颊部与齿龈之间

2. 口腔专科检查

由于头颈部放疗会导致口腔干燥和唾液腺功能障碍，从而增加龋齿及相关后遗症（如牙槽感染和放射性骨坏死）的风险，同时，放射治疗也会导致牙齿硬组织丢失矿物质，因此，在放疗前对患者进行口腔专科检查及评估是必要的。放疗前评估具体如下：

（1）对患者进行放疗所致口齿并发症及其预防策略的相关宣教，包括唾液替代物的使用、唾液刺激、含氟牙膏的使用和规律的牙齿评估等。

（2）评估是否需要进行拔牙，若需要，应于放疗开始前至少2周完成。

（3）保持口腔运动，如张口活动。

（4）摄全口齿的 X 线片。

（5）评估龋齿和牙周病风险。

（6）消除潜在感染源。

（7）治疗活动的龋齿和牙周病。

（8）若患者有金属牙，可用硅树脂防护来减少放射散射。

（9）评价口腔念珠菌感染情况，如有必要，采用抗真菌治疗。

（10）嘱放疗最后一周时来口腔科复诊，再次评价口腔情况及加强预防方案。

3. 其他相关功能评价

（1）营养状态评价：是否有显著性体重减轻（＞10% 体重）；是否有治疗前因疼痛或肿瘤进展引起的吞咽困难。

（2）注册营养师在治疗前进行饮食咨询，治疗后对患者规律随访，直至患者营养状态稳定。

（3）言语及吞咽功能评价。

（4）生活质量评价。

（5）当有临床指征时，考虑行眼科及内分泌评价。

（6）必要时行多学科会诊咨询。

二、血液学检查

（一）一般血液学检查

（1）全身功能状态评估，如血常规、生化常规、出凝血功能、血型鉴定等。

（2）特殊状态评估，如病毒性肝炎血清标记物、肝功能、人类免疫缺陷病毒（HIV）抗体及苍白密螺旋体（梅毒病原体）抗体检测，必要时行乙型肝炎病毒 DNA 检测及结核抗体检测。

（二）肿瘤相关标志物检测

（1）EB 病毒抗体检测：VCA-IgA、EA-IgA 等。

（2）EB 病毒 DNA 定量检测。

三、影像学检查

（一）原发病灶及区域病灶评估

1. CT 或 MRI

鼻咽及颈部病灶可采用计算机断层扫描（CT）或磁共振显像（MRI）进行评估，因 MRI 对颅内、颅底、咽后淋巴结及椎前肌等部位的病变较 CT 具有更好的敏感性[7]，因此推荐 MRI 为鼻咽及颈部病灶的首选检查。

对鼻咽癌患者行鼻咽及颈部 MRI 检查及评估有以下注意事项：

（1）常采用 SE 序列，平扫＋增强扫描。

（2）常规诊断中，主要应用 T1W1、T1W1 增强和 T2W1 进行横断面、矢状面和冠状面扫描。

（3）扫描范围为颅顶至锁骨下 2cm，扫描层厚为 5mm。

（4）T1W1 图像的优势在于显示解剖结构，用于发现肿瘤对周围脂肪间隙的侵犯以及骨髓浸润的情况；T2W1 软组织分辨率高，有利于发现颈部和咽后的淋巴结转移。

（5）同时阅读 T1W1 和 T1W1 增强片，依次读取或汇报以下信息：①肿物位于鼻咽腔的情况，如哪一侧壁，是否突入鼻咽腔等；②肿物向左（右）是否侵犯腭帆提肌、腭帆张肌，或是否突破咽颅底筋膜，是否侵犯咽旁脂肪间隙、翼内肌、翼外肌、颞下窝、咬肌间隙，是否侵犯内耳、中耳；③肿物向前是否侵犯鼻中隔，是否侵犯翼腭窝、上颌窦，是否超过后鼻孔、侵犯鼻腔；④肿物向后是否侵犯椎前肌、斜坡骨质、枕骨大孔骨质、椎体骨质，是否侵犯舌下神经管；⑤肿物向上是否侵犯蝶骨、岩骨、蝶窦、筛窦、海绵窦，是否侵犯颅底孔道，如圆孔、卵圆孔、破裂孔等，是否侵犯眼眶、脑膜、脑实质；⑥肿物向下是否侵犯软腭、口咽、喉咽。

（6）阅读 T2W1 片，读取咽后及颈部淋巴结信息，包括部位、大小、有无液化坏死、有无包膜外侵等。

（7）淋巴结转移 MRI 诊断标准被广泛采纳的是由 van den Brekel 等提出的淋巴结转移影像学诊断标准[8-9]：①咽后淋巴结外侧组在最大横断面的最短横径≥5mm，或任何咽后内侧组淋巴结；颈部淋巴结在颈内静脉二腹肌区域最大横断面的最短横径≥11mm，或其他颈部淋巴结最短横径≥10mm；②任何大小的淋巴结出现中心坏死或环形强化；③淋巴结簇，3 个或 3 个以上连续、融合淋巴结，每个最大横断面的最短横径为 8～10mm；④任何大小的淋巴结出现包膜外侵、边缘模糊、不规则的包膜强化或浸润邻近的脂肪组织或肌肉。

（8）阅读 T1W1 和 T1W1 增强片时，应注意比较横断、矢状、冠状三个位面的信息，并结合鼻咽癌生长侵犯途径以及临床表现进行临床判断。例如：鼻咽癌通常起源于咽隐窝；沿鼻咽侧壁向前侵犯造成咽鼓管闭塞，引起耳部症状，进一步向前侵犯，造成鼻塞或鼻出血；向上侵犯造成颅底骨质侵蚀，斜坡受侵可引起头痛，蝶骨的圆孔或卵圆孔受侵可造成三叉神经第二支、第三支受累，海绵窦受侵常致展神经受累，眶尖受侵会进一步影响视力，咽颅底筋膜受侵后向后外侧浸润可致第Ⅸ ～ Ⅻ对脑神经受侵，向两侧浸润可侵犯咀嚼肌间隙，造成牙关紧闭症。

2. 颈部超声检查

多见于以"颈部淋巴结肿大"起病患者的初始检查中。多普勒彩超检查颈部淋巴结，可依据结内有无血流、高血流还是低血流及其分布部位，来判定是否为转移淋巴结。另外，颈部淋巴结超声检查有助于检出临床触诊阴性的深在的肿大淋巴结，并可判断颈部肿块是实性还是囊性，即转移淋巴结有无液化坏死。

3. 其他

当有临床指征时，可行颅底和（或）颈部增强 CT 扫描 [10]。

（二）远处转移病灶的筛查

（1）胸部正侧位片：排除有无肺、纵隔淋巴结转移。

（2）腹部超声检查：排除有无肝、腹腔淋巴结等转移。

（3）全身骨扫描：排除有无骨转移。

（4）胸腹部 CT 检查：排除有无肺、肝、远处淋巴结以及检查区域内骨转移。淋巴结分期为 N_3 期的患者可行纵隔 CT 检查。

（5）PET/CT 检查：推荐对远处转移高危患者进行 PET/CT 检查，如 T_4 期、N_3 期，或 EB 病毒 DNA 载量明显增高者。有研究 [11] 表明在发现远处转移方面，^{18}F- 脱氧葡萄糖（^{18}F-FDG）正电子发射断层照相术（PET）优于以上传统检查方法。

在一项 PET 在头颈部癌中应用的推荐指南 [12] 中，指出在以下四种情况中推荐使用 PET：①在传统影像学检查无法确定是否有远处转移和双侧颈部淋巴结分期的头颈部肿瘤，或在应用 PET 检查后治疗策略可能被明显优化时；②在完成传统检查后仍无法明确原发病灶，可在诊断性全内镜检查前或作为内镜检查的补充检查手段；③传统检查无法确定的鼻咽癌患者分期和复发评价；④在对考虑接受主要挽救性治疗（包括颈淋巴结清扫术）的患者进行再分期时。另外，该研究也指出，对于有远处转移高风险的患者，包括局部晚期病变和鼻咽癌患者，PET 具有明显的优势。

四、病理学检查

（1）肿瘤活组织病理学检查是确诊鼻咽癌的金标准，治疗前必须有病理学依据。

（2）首选取材部位为鼻咽部，简便易行，损伤小，且对预后影响小，并可重复取材。

（3）不推荐行颈部淋巴结活检或颈部淋巴结切除，因其会降低治愈的可能性，并导致治疗后遗症[13]。

（4）当鼻咽活组织重复病理学检查为阴性时，才考虑行颈部淋巴结活检。活检时应取单个的、估计能完整切除的淋巴结，尽量不要在一个大的淋巴结上反复穿刺、活检。

（5）世界卫生组织（WHO）对鼻咽癌的病理分型为：Ⅰ型——角化鳞状细胞癌；Ⅱ型——分化型非角化鳞状细胞癌；Ⅲ型——未分化型非角化鳞状细胞癌。

第三部分 临床分期

一、常用分期

目前临床常用的鼻咽癌临床分期包括 2008 年中国分期和 2010 年国际抗癌联盟 / 美国癌症联合委员会（UICC/AJCC）分期，详见表 5。

表 5 鼻咽癌 2008 年中国分期和 2010 年 UICC/AJCC 分期

分期		2008 年中国分期	2010 年 UICC/AJCC 分期
T_1		局限于鼻咽腔	局限于鼻咽，或侵犯口咽和（或）鼻腔，但无咽旁受侵
T_2		侵犯鼻腔、口咽、咽旁间隙	咽旁间隙受侵
T_3		侵犯颅底、翼内肌	侵犯颅底和（或）鼻窦等骨性结构
T_4		侵犯脑神经、鼻窦、翼外肌及以外的咀嚼肌间隙、颅内（海绵窦、脑膜等）	侵犯颅内、脑神经、下咽、颞下窝、眼眶、咬肌间隙
N_0		影像学及体检无淋巴结转移证据	无区域性淋巴结转移
N_1	N_{1a}	咽后淋巴结转移	锁骨上窝以上部位的、颈部单侧淋巴结转移，最大直径≤6cm，和（或）单侧或双侧咽后淋巴结转移，且最大直径≤6cm
	N_{1b}	单侧 I b、II、III、V a 区淋巴结转移且直径≤3cm	

（续表）

分期		2008 年中国分期	2010 年 UICC/AJCC 分期
N_2		双侧 Ⅰ b、Ⅱ、Ⅲ、Ⅴ a 区淋巴结转移，或直径＞3cm，或淋巴结包膜外侵犯	锁骨上窝以上部位的、颈部双侧淋巴结转移，最大直径≤6cm
N_3	N_{3a}	Ⅳ、Ⅴ b 区淋巴结转移	颈部转移淋巴结的最大直径＞6cm
	N_{3b}		锁骨上窝淋巴结转移
M_0		无远处转移	无远处转移
M_1		有远处转移	有远处转移
Ⅰ期		$T_1N_0M_0$	$T_1N_0M_0$
Ⅱ期		$T_1N_{1a\sim1b}M_0,T_2N_{0\sim1}bM_0$	$T_2N_{0\sim1}M_0$
Ⅲ期		$T_{1\sim2}N_2M_0,T_3N_{0\sim2}M_0$	$T_{1\sim2}N_2M_0,T_3N_{0\sim2}M_0$
Ⅳ a 期		$T_{1\sim3}N_3M_0,T_4N_{0\sim3}M_0$	$T_4N_{0\sim2}M_0$
Ⅳ b 期		任何 T、N 和 M_1	任何 T，N_3，M_0
Ⅳ c 期			任何 T，任何 N，M_1

有研究[14]表明，UICC/AJCC 分期系统相较于 2008 年中国分期具有更好的分期分布，UICC/AJCC 分期的 T 分期具有更好的预后价值，而 2008 年中国分期的 N 分期则更具有优势，这可能与两者的淋巴结测量方法不同有关，2008 年中国分期中 N 分期是基于 MRI 影像学上淋巴结的情况，而 UICC/AJCC 分期中 N 分期仍是采用临床触诊。

二、预后风险分层

TNM 分期的重要意义在于指导治疗、预测预后，但由于其只包含了解剖学的信息，在综合评估患者状态进而预测预后方面具有一定的局限性，因此，越来越多的研究在 TNM 分期的基础上纳入了一些功能学指标，建立评分模型来进行预后风险分层。

如在现有 TNM 分期的基础上加入血常规的指标，建立了包含年龄（大于 50 岁——3 分），性别（男性——1 分），T 分期（ T_1 ——1 分， T_2 ——2 分、 T_3 ——3 分、 T_4 ——4 分 ），N 分期（ N_1 ——2 分、 N_2 ——4 分、 N_3 ——6 分），治疗中贫血（有——1分），持续性血红蛋白减少（有——1 分），中性粒细胞 - 淋巴细胞比值（大于 2.5——1 分），治疗中血小板水平（大于 300——2 分）（其余均为 0 分）的预后模型，并依据该模型，将患者分为 3 个预后组，分别为低危组（ 1~4 分）、中危组（ 5~11 分）和高危组（ 12~17 分） [15]。

三、颈部淋巴结分区及勾画共识

（一）颈部淋巴结阴性

2003 年基于 CT 的淋巴结分区和相应的淋巴结阴性颈部 CTVs 勾画，来自丹麦头颈癌症小组（ DAHANCA ）、欧洲癌症研究与治疗组织（ EORTC ）、法国头颈部肿瘤放射治疗团队（ GORTEC ）、加拿大国立癌症研究所（ NCIC ）和美国放射治疗协会（ RTOG ）的共识指南 [16]，相应边界列于表 6。

表6 颈部阴性淋巴结影像学边界共识指南

分区	解剖学边界					
	头端	足端	前界	后界	外侧	内侧
Ⅰa	颏舌肌，下颌骨基底缘的切面	舌骨体的切面	颏联合，颈阔肌	舌骨体	二腹肌前腹内缘	二腹肌前腹内侧缘之间的中线结构
Ⅰb	下颌舌肌，下颌下腺上缘	舌骨中部的平面	颏联合，颈阔肌	下颌下腺后缘	下颌骨基底缘或内侧，颈阔肌，皮肤	二腹肌前腹外缘
Ⅱa	第1颈椎侧突下缘	舌骨体下缘	下颌下腺后缘，颈内动脉前缘，二腹肌后腹后缘	颈内静脉后缘	胸锁乳突肌内缘	颈内动脉内缘，椎旁肌（肩胛提肌）
Ⅱb	第1颈椎侧突下缘	舌骨体下缘	颈内静脉后缘	胸锁乳突肌后缘	胸锁乳突肌内缘	颈内动脉内缘，椎旁肌（肩胛提肌）
Ⅲ	舌骨体下缘	环状软骨下缘	胸骨舌骨肌后外侧缘，胸锁乳突肌前缘	胸锁乳突肌后缘	胸锁乳突肌内缘	颈内动脉内缘，椎旁肌（斜角肌）
Ⅳ	环状软骨下缘	胸锁关节上2cm	胸锁乳突肌前内侧缘	胸锁乳突肌后缘	胸锁乳突肌内缘	颈内动脉内缘，椎旁肌（斜角肌）
Ⅴ	舌骨体上缘	包含颈横血管的CT层面	胸锁乳突肌后缘	斜方肌前外侧缘	颈阔肌，皮肤	椎旁肌（肩胛提肌，头夹肌）
Ⅵ	甲状软骨体下缘	胸骨柄	皮肤，颈阔肌	气管食管沟	甲状腺内缘，皮肤和胸锁乳突肌前内缘	二腹肌前腹内侧缘之间的中线结构
咽后	颅底	舌骨体上缘	咽黏膜下筋膜	椎前肌（颈长肌，头长肌）	颈内动脉内缘	中线

（二）颈部淋巴结阳性

在以上解剖分区基础上，上述组织 2006 年提出了关于淋巴结阳性的颈部淋巴结临床靶区（CTV）选择和勾画的指南[17]。在此指南中，淋巴结阳性是指在 CT 或 MRI 上任何短径大于 1cm 的淋巴结，或有中心坏死的任何大小的淋巴结，具体细节如下：

（1）当上颈 II 区（II a 或 II b）有一个或多个淋巴结受累时，推荐扩展 II 区上界至包含了茎突后间隙（表 7）的颅底。

（2）当IV或Vb区有一个或多个淋巴结受累时，推荐扩展下界包含锁骨上窝（表 7）在 CTV 内。

（3）当受累淋巴结紧邻肌肉和（或）影像学上有明确的肌肉浸润时，推荐包含邻近淋巴结的肌肉在 CTV 内，至少要包含整个受累的区域，或至少在各个方向上外扩 1cm。

（4）当受累淋巴结在两个区域的边界时，推荐包含邻近的区域在 CTV 内，这一推荐将仅用于单个淋巴结受累（N_1）提倡做选择性颈部区域照射的患者。

在该指南中还指出，选择性颈部区域照射（如 I ～ III 区或 II ～ IV 区）仅可用于淋巴结阴性的那一侧颈部以及单个小淋巴结受累（N_1）的患者。而对于其他颈部分期，推荐进行包括或不包括VI区和咽后淋巴结区域的全颈部照射。

表 7   茎突后间隙和锁骨上窝

间隙	头端	足端	前界	后界	外侧	内侧
茎突后	颅底(颈静脉孔)	Ⅱ区上界	咽旁间隙	椎体、颅底	腮腺间隙	咽后淋巴结外缘
锁骨上窝	Ⅳ/Ⅴb区下界	胸锁关节	胸锁乳突肌，皮肤，锁骨	后斜角肌前缘	后斜角肌外缘	甲状腺，气管

（三）颈部淋巴结分区勾画指南更新

2013 年 DAHANCA、EORTC、GORTEC、NCIC、RTOG 更新了头颈部肿瘤颈部淋巴结分区勾画的共识指南[18]，具体见表 8。

表 8   头颈部肿瘤颈部淋巴结分区（2013 年版）

分区	解剖学边界					
	头端	足端	前界	后界	外侧	内侧
Ⅰa（颏下组）	下颌舌骨肌	颈阔肌（二腹肌前腹下缘）	颏联合	舌骨体、下颌舌骨肌	二腹肌前腹内缘	中线结构
Ⅰb（下颌下组）	下颌下腺上缘，下颌舌骨肌前缘	舌骨下缘和下颌骨下缘，或下颌下腺下缘（最下者）、颈阔肌	颏联合	下颌下腺后缘（足端）、二腹肌后腹（头端）	下颌骨内侧面下行至足端、颈阔肌（足端）、翼内肌（后界方向）	二腹肌前腹外缘（足端）、二腹肌后腹（头端）
Ⅱ（颈静脉上组）	第1颈椎侧突下缘	舌骨体下缘	下颌下腺后缘、二腹肌后腹后缘	胸锁乳突肌后缘	胸锁乳突肌深面、颈阔肌、腮腺、二腹肌后腹	颈内动脉内缘、斜角肌

20

（续表）

分区	解剖学边界					
	头端	足端	前界	后界	外侧	内侧
Ⅲ（颈静脉中组）	舌骨体下缘	环状软骨下缘	胸锁乳突肌前缘、甲状舌骨肌后1/3	胸锁乳突肌后缘	胸锁乳突肌深面	颈总动脉内缘、斜角肌
Ⅳa（颈静脉下组）	环状软骨下缘	胸骨柄上2cm	胸锁乳突肌前缘（头端）、胸锁乳突肌体（足端）	胸锁乳突肌后缘（头端）、斜角肌（足端）	胸锁乳突肌深面（头端）、胸锁乳突肌外侧缘（足端）	颈总动脉内缘、甲状腺外缘、斜角肌（头端）、胸锁乳突肌内缘（足端）
Ⅳb（锁上内侧组）	Ⅳa区下界（胸骨柄上2cm）	胸骨柄上缘	胸锁乳突肌深面、锁骨深面	斜角肌前缘（头端）、肺尖，头臂静脉，头臂干（右侧）和颈总动脉和锁骨下动脉（左侧）（足端）	斜角肌外侧缘	Ⅵ区外侧界（气管前组份）、颈总动脉内缘
Vc区（颈后三角组）	舌骨体上缘	颈横血管下层面	胸锁乳突肌后缘	斜方肌前界	颈阔肌、皮肤	肩胛提肌、斜角肌（足端）
Vc区（锁上外侧组）	颈横血管下层面（V区下界）	胸骨柄上2cm，Ⅳa区下界	皮肤	斜方肌前界（头端）、前锯肌前±1cm（足端）	斜方肌（头端）、锁骨（足端）	斜角肌、胸锁乳突肌外缘、Ⅳa区外缘

（续表）

分区	解剖学边界					
	头端	足端	前界	后界	外侧	内侧
Ⅵa区（颈静脉前组）	舌骨下缘或下颌下腺下缘，两者最下者	胸骨柄上缘	皮肤、颈阔肌	舌骨下肌（带状肌）前方	双侧胸锁乳突肌前缘	中线结构
Ⅵb（喉前，气管前，气管旁喉返返神经淋巴结）	甲状软骨下缘	胸骨柄上缘	舌骨下肌（带状肌）后方	喉前方，甲状腺和气管（喉前和气管前淋巴结）、椎前肌（右侧）、食管（左侧）	双侧颈总动脉	气管食管侧方（足端）
Ⅶa（咽后淋巴结）	第1颈椎上缘、硬腭	舌骨体上缘	上或中咽缩肌后缘	头长肌和颈长肌	颈内动脉内缘	头长肌外缘的平行线
Ⅶb（茎突后淋巴结）	颅底（颈静脉孔）	第1颈椎侧突下缘（Ⅱ区上限）	茎突前咽旁间隙后缘	第1颈椎椎体，颅底	茎突、腮腺深叶	颈内动脉内缘
Ⅷ（腮腺淋巴结）	颧弓，外耳道	下颌角	下颌骨分支后缘和咬肌后缘（外侧）翼内肌（内侧）	胸锁乳突肌前缘（外侧），二腹肌后腹（内侧）	皮下组织的表浅肌肉腱膜系统	茎突和茎肌
Ⅸ（颊面组）	眼眶下缘	下颌骨下缘	皮下组织的表浅肌肉腱膜系统	咬肌前缘和颊脂体	皮下组织的表浅肌肉腱膜系统	颊肌

（续表）

分区	解剖学边界					
	头端	足端	前界	后界	外侧	内侧
Ⅹa（耳后淋巴结）	外耳道上缘	乳突尖	乳突前缘（足端）、外耳道后缘（头端）	枕部淋巴结前界 - 胸锁乳突肌后缘	皮下组织	头夹肌（足端）、颞骨（头端）
Ⅹb（枕部淋巴结）	枕外粗隆	Ⅴ区上界	胸锁乳突肌后缘	斜方肌前（外侧）缘	皮下组织	头夹肌

注：①人为在颈内静脉后缘画线可将Ⅱ区分为Ⅱa区和Ⅱb区；②在外科系统中，根据与环状软骨的关系可将Ⅴ区分为上下两组淋巴结区域，分别为Ⅴa区和Ⅴb区；③对于位于口底前、舌尖和下唇的肿瘤，Ⅵb上界为舌骨体下缘

以上更新版的头颈部肿瘤颈部淋巴结分区完整版勾画指引（包含了 110 个横断 CT 图像）详见 RTOG 网站：https://www.rtog.org/CoreLab/ContouringAtlases/HNAtlases.aspx。

尽管该更新版的指南的目的不是探讨如何对颈部淋巴结进行放射治疗（如淋巴结分区的选择、剂量水平、单侧或双侧颈部照射等），但在该指南中仍提出了一些建议：

（1）从以上淋巴结分区转化为 CTV 勾画可能需要根据淋巴结情况进行一些调整。在淋巴结阴性患者和伴有单发或多发小淋巴结但没有侵犯邻近周围结构（如肌肉、唾液腺）者，CTV 可包含以上一个或几个淋巴结区域。

（2）对于伴有大淋巴结紧邻或侵犯周围结构（如胸锁乳突肌、椎旁肌或腮腺）的患者，CTV 勾画需考虑淋巴结大体和结外微浸润灶，推荐扩展 CTV 从淋巴结区域至且仅至这些受累结构。

基于专家观点，推荐从可见的淋巴结边缘（淋巴结大体肿瘤靶区，GTV）扩展 10～20mm 至这些结构内。相比于之前的推荐（包括整个肌肉在相应浸润的区域内），这一点上新的推荐做了上述修正。

（3）处方剂量推荐：对于颈部淋巴结阴性患者，包含全颈淋巴结区域的 CTV 给予 50Gy/25 分割（2Gy/ 分割）的预防剂量，其他等效的剂量水平，包括采用 SIB（同步加速调强照射）方式照射时的 56Gy/35 分割（1.6Gy/ 分割），也是可接受的。对于颈部淋巴结阳性的患者，在对选择的淋巴结区域进行预防性照射后，可进行缩野推量，包括 GTV 外扩边界生成可给予治疗剂量的 CTV。

以上淋巴结分区相应的引流区域以及发生该淋巴结区域转移的高危原发肿瘤部位 [18] 列于表 9 中。

表 9　淋巴结分区相应的引流和高危原发肿瘤

分区	引流	高危原发肿瘤部位
Ⅰa	下颏皮肤，中下唇，舌尖，口腔前底	口底，前口腔舌，下颌牙槽嵴，和下唇
Ⅰb	Ⅰa 区，下鼻腔，硬腭和软腭，上颌和下颌牙槽嵴，面颊，上下唇，大部分前舌	口腔，前鼻腔，面颊中部软组织结构和下颌下腺
Ⅱ	面部，腮腺，下颌下、颏下和咽后淋巴结，鼻腔，咽部，喉部，外耳道，中耳，舌下腺和下颌下腺	鼻腔，口腔，鼻咽，口咽，下咽，喉，和主要唾液腺，其中Ⅱb 区主要与口咽和鼻咽有关
Ⅲ	Ⅱ区和Ⅴ区，咽后，气管前和喉返神经淋巴结，舌底，扁桃体，喉，下咽，甲状腺	口腔，鼻咽，口咽，下咽和喉部

（续表）

分区	引流	高危原发肿瘤部位
Ⅳa	Ⅲ区和Ⅴ区，咽后，气管前，喉返神经淋巴结，下咽，喉，甲状腺	下咽，喉，甲状腺，颈段食管。来自口腔前部罕见
Ⅳb	Ⅳa区和Ⅴc区，气管前和喉返神经淋巴结，下咽，食管，喉，气管和甲状腺	下咽，声门下喉，气管，甲状腺，颈段食管
Ⅴ（Ⅴa和Ⅴb）	枕部和耳后淋巴结，顶叶头皮，颈肩外侧及后侧皮肤，鼻咽，口咽，和甲状腺	鼻咽，口咽和甲状腺，后头皮的皮肤结构
Ⅴc	颈后三角淋巴结（Ⅴa区和Ⅴb区）	鼻咽
Ⅵa和Ⅵb	Ⅵb引流口腔前底，舌尖，下唇，甲状腺，声门和声门下喉，下咽，颈段食管	下唇，口腔（口底和舌尖），甲状腺，声门和声门下喉，梨状窝顶部，颈段食管
Ⅶa	鼻咽黏膜，咽鼓管和软腭	鼻咽，咽后壁和口咽（主要为扁桃体窝和软腭）
Ⅶb	鼻咽黏膜	鼻咽，其他通过淋巴逆流浸润Ⅱ区上部淋巴结的头颈部原发肿瘤
Ⅷ	额部和颞部皮肤，眼睑，结膜，耳郭，外耳道，鼓膜，鼻腔，鼻根部，鼻咽，咽鼓管	额部及颞部皮肤肿瘤，眼眶，外耳道，鼻腔，腮腺
Ⅸ	鼻，眼睑，颊部	面部皮肤，鼻，上颌窦（浸润颊部软组织）和颊黏膜
Ⅹa	耳郭后表面，外耳道和相邻的头皮	耳后区域的皮肤肿瘤
Ⅹb	含毛发头皮的后部分	枕部区域的皮肤肿瘤

（四）颈部淋巴结转移规律

（1）根据以上淋巴结分区，临床广泛应用的颈部淋巴结体表分区如图 1 所示。

（2）鼻咽癌淋巴转移及引流途径参看图 2[5]。

（3）鼻咽癌转移淋巴结分布的规律不断被研究，如 2005 年 W.

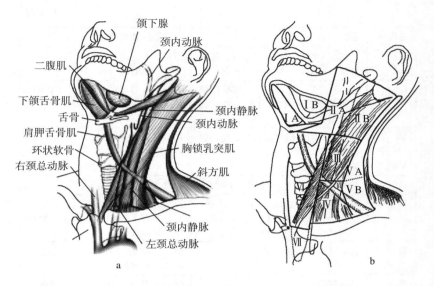

图1　淋巴结分区示意图

T. Ng[19] 总结了香港东区尤德夫人那打素医院 202 例鼻咽癌患者基于 MRI 的不同影像学水平阳性淋巴结分布，如图 3 所示；2009 年 Linglong Tang 等 [20] 总结了中山大学附属肿瘤医院 786 例淋巴结阳性患者的 MRI 影像学水平分布，如图 4 所示；2012 年 Francis CH Ho 等 [21] 纳入了 13 项研究进行了 meta 分析，将咽后淋巴结（RLN）和 II 区淋巴结作为第一站（高危），将 III、IV 和 V 区淋巴结作为第二站（中危），将锁骨上区（SCF）、I a、I b 和 VI 区淋巴结以及腮腺淋巴结作为第三站（低危），如图 5 所示。

　　（4）以上均提示鼻咽癌颈部淋巴结转移按以上研究所总结的各个分区转移率，从高危到低危顺序进行转移（咽后 + II 区→III、

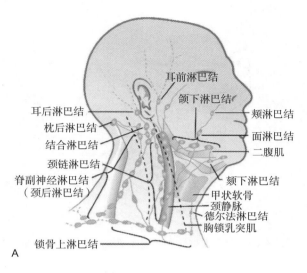

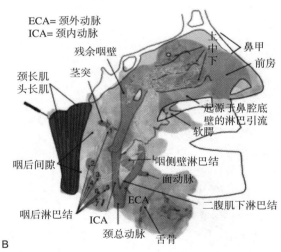

图 2　鼻咽癌淋巴转移途径（A）和鼻咽的两个主要淋巴引流（B）（引用自 Perez and Brady's Principles and Practice of Radiation Oncology. Sixth Edition.）

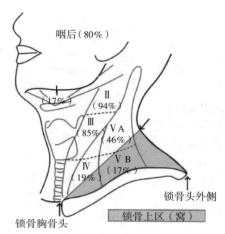

图 3　香港东区尤德夫人那打素医院鼻咽癌阳性淋巴结分布示意图

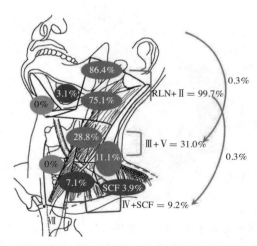

图 4　中山大学附属肿瘤医院鼻咽癌阳性淋巴结分布示意图

RLN，咽后淋巴结；Ⅱ，Ⅱ区淋巴结；Ⅲ，Ⅲ区淋巴结；Ⅴ，Ⅴ区淋巴结；Ⅳ，Ⅳ区淋巴结；SCF，锁骨上窝淋巴结

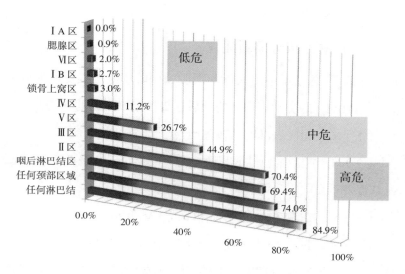

图 5 meta 分析所示鼻咽癌阳性淋巴结分布

Ⅳ和Ⅴ区→SCF、Ⅰa、Ⅰb、Ⅵ区），很少发生跳跃性转移。

这一转移规律有助于放疗科医师在进行鼻咽癌颈部淋巴结照射时选择照射区域（是否可行缩体积照射）和剂量。但是，制订放疗策略时仍需慎重考虑，需相应的临床试验结果支持。

四、调强放射治疗时代鼻咽癌分期新建议

随着筛查、诊断技术、治疗技术以及综合治疗的进步，鼻咽癌患者的预后及其相关因素较传统治疗时代发生了一定的变化，越来越多的研究者认为需对现有的 UICC/AJCC 第 7 版分期进行重新评估。

（一）淋巴结分期新建议

Li 等 [22] 总结了中山大学附属肿瘤医院 749 例接受调强放射治疗（IMRT）的鼻咽癌患者的预后，提出了以下新的 N 分期：

（1）N_0，无区域淋巴结转移。

（2）N_1，咽后淋巴结受累和（或）单侧 I b、II、III 区和（或）Va 区受累。

（3）N_2，双侧 I b、II、III 和（或）Va 区受累。

（4）N_3，IV、Vb 和（或）锁骨上窝淋巴结受累。

在这一新的 N 分期中，取消了淋巴结大小这一标准，但尚需进行进一步的评估。

（二）基于 UICC/AJCC 第 7 版 TNM 亚分期的临床分期新建议

笔者总结了中山大学附属肿瘤医院 536 例鼻咽癌患者的预后资料，对现有的 UICC/AJCC 第 7 版 TNM 亚分期进行了重新组合，形成了更为简化的临床分期（该结果尚未在期刊中发表），如表 10 所示。

表 10 基于 UICC/AJCC 第 7 版 TNM 亚分期的临床分期新建议

UICC/AJCC 分期	亚分期（n）	5 年 DSS（%）	新分期建议	5 年 DSS（%）
Ⅰ 期	$T_1N_0M_0$（37）	97.3	新 Ⅰ 期	93.3
Ⅱ 期	$T_1N_1M_0$（21）	100		
	$T_2N_0M_0$（15）	86.2		
	T_2N_1M0（57）	94.7		
Ⅲ 期	$T_1N_2M_0$（13）	92.3		
	$T_2N_2M_0$（31）	93.3		
	$T_3N_0M_0$（20）	95		
	T_3N_1M0（79）	89.4		
	$T_3N_2M_0$（56）	78.6	新 Ⅱ 期	72.7
ⅣA 期	T_4N_0M0（16）	70.2		
	T_4N_1M0（37）	74.2		
	T_4N_2M0（21）	68.6		
ⅣB 期	$T_1N_3M_0$（3）	66.7		
	$T_2N_3M_0$（2）	—		
	$T_3N_3M_0$（6）	50		
	$T_4N_3M_0$（2）	—		
Ⅳ C 期	$T_{1\sim4}N_{1\sim3}M_1$（120）	21.5	新 Ⅲ 期	21.5

注：DSS 为疾病特异生存率

第四部分　临床治疗

一、治疗原则

（一）国际指南治疗原则

来自 2015 年第 1 版美国国立综合癌症网络（NCCN）指南 [10]，2012 年欧洲头颈学会 - 欧洲肿瘤内科学会 - 欧洲放射肿瘤学会（EHNS- ESMO-ESTRO）临床指南 [13] 和 2013 年西班牙肿瘤学会（SEOM）临床指南 [23] 的鼻咽癌治疗原则总结在表 11 中。

表 11　不同指南中的鼻咽癌治疗原则

UICC/AJCC 分期	NCCN 指南	EHNS-ESMO-ESTRO 临床指南	SEOM 临床指南
Ⅰ 期	鼻咽部根治性放疗和颈部选择性放疗	单纯放疗（Ⅰa）	单纯放疗
Ⅱ 期	同期放化疗 + 辅助化疗，或同期放化疗不加辅助化疗（2B 类），或诱导化疗（3 类）+ 同期放化疗	同期放化疗（Ⅰb）同期放化疗加或不加辅助化疗（Ⅰa）	放疗联合顺铂化疗，症状明显者可行诱导化疗，一般状况好者，可行顺铂-氟尿嘧啶联合多西他赛的方案诱导化疗 若部分缓解，可行颈部手术或行近距离放疗，在取得完全缓解后行顺铂联合氟尿嘧啶的辅助化疗；若完全缓解，行顺铂联合氟尿嘧啶的辅助化疗
Ⅲ 期			
Ⅳa 期	若颈部病灶残留，行颈部手术治疗；若颈部病灶完全临床缓解，则继续观察		
Ⅳb 期			
Ⅳc 期	铂类为基础的联合化疗，后行原发灶和颈部病灶的放疗，或有临床指征时行同期放化疗；同期放化疗（适用于转移部位局限或小肿瘤负荷，或原发病灶或淋巴结病灶症状明显者）	姑息性化疗，铂类联合的化疗方案作为一线治疗	姑息性联合化疗或参与临床试验
疑难放疗计划（如肿瘤紧邻视交叉）的 Ⅳa 和 Ⅳb 期		诱导化疗 + 同期放化疗（Ⅱb）	

（续表）

UICC/AJCC 分期		NCCN 指南	EHNS-ESMO-ESTRO 临床指南	SEOM 临床指南
复发或持续状态	之前未行放疗的局部区域复发	可手术切除者：①手术切除，无不利因素[a]者，予术后观察，有包膜外侵和（或）边缘阳性者，行术后系统治疗/放疗（1类），有其他不利因素者，行放疗或系统治疗放疗；②先行系统治疗放疗，仍有病灶持续者予挽救性治疗。不可手术切除者：①优选临床试验；②标准治疗，PS 0~1分，同期放化疗或诱导化疗（3类）加放疗或放化疗；PS 2分，根治性放疗加或不加同期化疗；PS 3分，姑息性放疗或单药化疗或最佳支持治疗	小范围局部复发者有潜在可治愈性，适当的治疗手段包括鼻咽癌切除术、近距离放疗、放射外科、立体定向放疗、IMRT 或联合手术和放疗，加或不加同期化疗 以上治疗方案需进行个体化考虑，包括复发肿瘤体积、位置和范围（Ⅲa） 区域复发若可切除行根治性颈部清扫术	可行局部挽救性治疗者，可选择手术或再程放疗，加或不加化疗；部分患者可行近距离放疗 不适于行挽救性治疗者（包括远处转移者），行多药联合的姑息性化疗，同时也鼓励参加临床试验
	之前行放疗的局部区域复发或第二原发灶	可切除者：行手术切除加或不加再程放疗和系统化疗，优选临床试验。不可切除者：①再程放疗加或不加系统化疗，优选临床试验；②或系统治疗[b]；③或最佳支持治疗		
	远处转移	①优选临床试验；②标准系统治疗[b]；③伴有局部区域失败的远处转移者，有局部病灶扩展及症状者可予局部区域治疗（见上述局部区域复发的治疗）	姑息性化疗，铂类联合的化疗方案作为一线治疗	

注：NCCN 指南中证据类别除列出外，其余均为 2A 类证据；SEOM 指南中未给出证据类别。a，不利因素包括：淋巴结包膜外侵，边缘阳性，原发 pT$_3$ 或 pT$_4$，N$_2$ 或 N$_3$，周围神经受累，或包裹血管（淋巴血管受累）。b，PS 0~1分，铂类+氟尿嘧啶+西妥昔单抗（1类），或联合化疗，或单药化疗，或对于局限性转移者可行手术或放疗或系统化疗和（或）放疗；或最佳支持治疗；PS 2分，单药化疗，或最佳支持治疗；PS 3分，最佳支持治疗

（二）中山大学肿瘤防治中心诊治规范

基于 NCCN 指南的中山大学肿瘤防治中心鼻咽癌单病种诊治规范，如表 12 所示：

表 12 基于 NCCN 指南的中山大学肿瘤防治中心鼻咽癌单病种诊治规范

分期	规范化治疗
T_1, N_0, M_0	单纯放疗
$T_1, N_{1\sim3}, M_0$; $T_{2\sim4}, N_{0\sim3}, M_0$	同期放化疗 + 辅助化疗
	诱导化疗 + 同期放化疗
	如果颈部淋巴结残留，手术切除
$T_{1\sim4}, N_{1\sim4}, M_1$	以铂类为基础的联合化疗 + 放疗
	以铂类为基础的联合化疗 + 同期放化疗
	同期放化疗 + 辅助化疗

（三）推荐的治疗原则

根据上述提出的新分期，相应的治疗建议如下：

（1）新 I 期：单纯调强放射治疗（IMRT）。

（2）新 II 期：同期放化疗。

（3）新 III 期：以化疗为主的多学科综合治疗，加或不加放疗。

二、放射治疗

（一）放射治疗原则

放射治疗的总体原则为：最大程度地杀灭肿瘤细胞，最大程度地保护正常组织。基于这一基本原则，综合考虑放疗技术的精确性等因素，以上三个指南均推荐鼻咽癌患者行调强放射治疗（IMRT），放射治疗原则总结在表 12 中。

表 12　不同国际指南的鼻咽癌放射治疗原则

放疗原则		NCCN 指南	EHNS-ESMO-ESTRO 临床指南	SEOM 临床指南
范围		高危：原发肿瘤和受累淋巴结（这包括原发病灶和高危区淋巴结部位可能的局部亚临床浸润区）。中低危：可疑的亚临床扩散区	原发肿瘤和邻近的肿瘤微浸润灶；双侧颈部（Ⅰb～Ⅴ区和咽后淋巴结）；对于下颈部淋巴结患者，需包括锁骨上窝；N₀ 期患者推荐行选择性淋巴结照射	肿瘤病灶。双侧颈部和咽后淋巴结
剂量	单纯根治性	高危：① 66Gy（2.2Gy/ 分割）至 70～70.2 Gy（1.8～2.0 Gy/ 分割），周一至周五，每天一次，6～7 周 [a, b]；② 69.96 Gy（2.12 Gy/ 分割），周一至周五，每天一次，6～7 周。中低危：44～50 Gy（2.0 Gy/ 分割）至 54～63 Gy（1.6～1.8 Gy/ 分割）[c]	大体肿瘤：70Gy。潜在危险部位：50～60Gy 或 46～60Gy。为减少晚期毒性的风险（尤其是邻近的神经结构），＞2Gy 每天的分割剂量和＞1.9Gy/Fr 的加速多分割治疗应避免进行（Ⅲ,E）	原发肿瘤和受累淋巴结：66～70Gy。非受累淋巴结：50Gy
	同期放化疗	高危：70～70.2 Gy（1.8～2.0 Gy/ 分割），周一至周五，每天一次，7 周 [a]。中低危：44～50 Gy（2.0 Gy/ 分割）至 54～63 Gy（1.6～1.8 Gy/ 分割）[c]		

（续表）

放疗原则		NCCN 指南	EHNS-ESMO-ESTRO 临床指南	SEOM 临床指南
剂量	姑息性放疗[e]	50Gy/20 分割，37.5 Gy/15 分割（若可耐受，考虑增加 5 次至 50Gy）。30 Gy/10 分割；30 Gy/5 分割[d]：2 次/周，两次治疗之间间隔≥3 天。44.4Gy/12 分割，分 3 个周期，每天 2 次，每次间隔 6 小时，连续 2 天，间隔 3~4 周一个周期，在第 2 周期后治疗计划必须完全避免照射脊髓，1~3 周的间期内需进行评价		

注：a.需谨慎避免照射重要的神经结构，因此，可考虑行 1.8Gy/分割方案。b.剂量大于70Gy，一些临床医生认为应优化分割方案，如在治疗中至少采用小于 2.0Gy/分割，以减少放疗毒性反应。可根据临床情况，增加 2~3Gy 的放疗。c.在 3D 适形放疗和计划序贯的 IMRT 中，建议剂量为 44~50Gy；或对于采用 SIB（同步加速调强放疗）技术者，建议剂量为 54~63Gy（依据每分割剂量）。d.对于晚期病变，因其非常有限的预后，可予更低分割的放疗方案。e.姑息性放疗的目的是在放疗毒性可接受时，缓解或预防局部区域症状，放疗方案需进行个体化设计，应避免严重的放疗毒性。尽管鼓励应用短程放疗，但脊髓和神经结构的剂量耐受性必须被仔细评估。姑息性放疗需仔细评估患者的功能状态、治疗耐受性、肿瘤反应和（或）任何系统性进展

（二）放射治疗流程

1.放射源的选择　X 线，6MV 或 8MV 直线加速器。

2.放疗技术　目前国内外指南及相关机构均推荐使用 IMRT 作为鼻咽癌放射治疗的主要手段。

3.IMRT 流程　如图 6 所示。

（1）体位确定与固定：采用仰卧位，自然平卧体位；采用头颈肩架、发泡胶（或真空袋）、头颈肩膜进行体位固定；记录患者信息在固定装置上用以识别；摆位误差控制在 3mm 以内。

（2）CT 模拟与扫描：采用平扫 + 增强的方式进行 CT 扫描，层厚 3mm，扫描范围从头顶至锁骨下 2cm；扫描后的影像学信

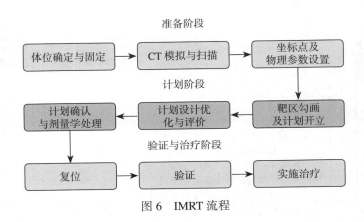

图 6 IMRT 流程

息进行图像传导。如条件允许，可采用 MRI 和 CT 的融合图像，或用 MRI-Sim 进行模拟与扫描。

（3）坐标点及物理参数设置：包括坐标轴、中心点、床高等参数设置。

（4）靶区勾画与计划开立：结合 MRI 资料，在传导的 CT 扫描平扫图像上进行勾画，同时参考增强图像。包括靶区的勾画及危及器官的勾画。

靶区的勾画：

建议从肿瘤范围最清晰或具有代表性解剖结构的层面开始勾画，勾画时遵循左右对照，上下层面连续对照的原则，同时比对横断面、冠状面和矢状面，确保靶区准确且具有连续性。

勾画颅底是推荐采用骨窗（如窗宽 1600HU 或 2000HU，窗位 400HU），勾画鼻咽和淋巴结时推荐采用软组织窗（如窗宽 350HU，窗位 35HU）。

①GTV：肿瘤靶区，包括临床检查及影像学所见的鼻咽原发肿瘤，所有咽后淋巴结，以及所有颈部转移淋巴结。若患者接受了诱导化疗，推荐以诱导化疗前的临床检查及影像学所见的肿瘤范围为准，鼻咽腔内肿瘤突出部分可按化疗后实际退缩情况的影像勾画咽后淋巴结的 GTV（GWVrpn）和颈部淋巴结的 GTV（GTVnd）包膜无受侵者，按化疗后实际退缩情况的影像勾画，包膜受侵者，按化疗后的影像勾画，同时还应包括化疗前影像显示的外侵区域。

②CTV：临床靶区，包括两部分，其一为原发肿瘤周围仅有可能浸润或转移的区域，即高危区；另一为根据肿瘤的生物学行为推断出的可能出现浸润或转移的区域（低危区或预防照射区）。通常 CTV 需要综合考虑肿瘤的解剖结构和生物学特点，因此，确定 CTV 的范围是非常困难的，因每个中心对 CTV 的考虑不同。CTV 的范围也不尽相同。表 13 ~ 表 17 列出国内外相关推荐，供参考。

表 13　来自国际的鼻咽癌调强放疗 CTV 范围

CTV	RTOG 0225[24]	RTOG 0615[5,25]	
		包含结构	解剖边界
CTV$_{70}$	GTV+≥5mm 外扩边界 [a, b]	GTV+≥5mm 外扩边界 [a, b]	
CTV$_{59.4}$	CTV$_{70}$+≥5mm 外扩边界 [a, b]	CTV$_{70}$+≥5mm 外扩边界 [a, b]	
	整个鼻咽腔	整个鼻咽腔	鼻咽黏膜表面下 5 ~ 10mm
			前界：后鼻孔
	咽后淋巴结		侧界：咽旁间隙内界
			下界：第 1 颈椎下界

（续表）

	颅底	颅底	后界：斜坡前 1/2 至 2/3（若斜坡受侵，则包括整个斜坡）
			侧界：卵圆孔外侧界
	斜坡	咽旁间隙	侧界：茎突外侧界
		蝶窦下份	上界：蝶窦下 1/2（$T_3 \sim T_4$ 病变，包括整个蝶窦）
	翼状窝	鼻腔后份	前界：鼻腔后 1/4 至 1/3
		上颌窦后份	前界：上颌窦后 1/4 至 1/3（确保翼腭窝包括在内）
	咽旁间隙	高危患者应包括海绵窦（T_3、T_4 大肿块病变侵犯鼻咽顶）	
	蝶窦	高危淋巴结区域（包括双侧）	a.颈深上组（结合部，咽旁）
			b.下颌下组（Ⅰ区）[c]
			c.二腹肌下（颈内静脉二腹肌）组（Ⅱ区）
			d.颈中组（Ⅲ区）
	鼻腔 / 上颌窦后 1/3（包括翼腭窝）		e.下颈和锁骨上（Ⅳ区）
			f.颈后（Ⅴ区）
	Ⅰ区至Ⅴ区淋巴结区域		g.咽后
PTV	CTV+3 ～ 5mm 外扩边界（当邻近重要组织如脑干或脊髓时，边界可缩小到 1mm）		
SIB 剂量	PTV_{70}：2.12Gy/ 分割 $PTV_{59.4}$：1.8 Gy/ 分割 共 33 分割	PTV_{70}：2.12Gy/ 分割 $PTV_{59.4}$：1.8 Gy/ 分割。$PTV54$：1.64Gy/ 分割 共 33 分割	

注：a.若肿瘤邻近重要结构或神经结构，外扩边界可缩小至 1mm；b.CTV 边界同时注意避免包括非高危亚临床浸润的骨或空气；c.若颈部淋巴结阴性，可不照射双侧Ⅰb区。对于淋巴结阳性但低危的患者，是否照射Ⅰb区或将边界限制在下颌下腺前界，由负责治疗的放射肿瘤学家决定。孤立性咽后淋巴结或孤立性Ⅳ区淋巴结转移的患者被认为是ⅠB区受累的低危者。当淋巴结阴性患者累及硬腭、鼻腔或上颌窦时，应考虑行Ⅰb区照射

表 14　医科院肿瘤医院 CTV 及 PTV 勾画原则 [26]

定义	勾画原则
原发肿瘤的 CTV_1	1. 颅底，咽旁间隙，翼腭窝，破裂孔，卵圆孔等颅底通路，以及鼻腔和上颌窦后 1/3，并且保证黏膜面有 1.0~1.5cm 的安全距离 2. 强调对口咽黏膜的保护，CTV_1 的下界在原发肿瘤（GTV）下方 1.0~1.5cm 处分开，不包括从该处往下的口咽黏膜，以避免出现咽部严重的放疗早晚反应 3. 如果肿瘤非常局限，位于顶壁，GTV 最下一层下放 1.5cm 仍不能包全鼻咽黏膜，建议 CTV_1 在第 1 颈椎下缘分开，该层面以下只包括咽旁间隙，不包括咽后壁黏膜
阳性淋巴结的 CTV	1. 阳性淋巴结，无包膜外侵，CTV_1 在阳性淋巴结部位，外放 0.5cm，同时包括阳性淋巴引流区以及外放一站淋巴引流区 2. 阳性淋巴结，有包膜外侵，与周围组织明显粘连，阳性淋巴结部位外放 1.0cm，并根据与皮肤、骨骼和气腔的关系适当调整 3. 同时注重对颌下腺的保护，Ⅱa 区有阳性淋巴结时，CTV 对同侧颌下腺进行部分保护；Ⅱa 区无阳性淋巴结时，CTV 不包括同侧颌下腺 4. 对于Ⅱ区淋巴引流区，由于Ⅱa 区淋巴结通常在颈静脉外缘，该处的胸锁乳突肌前缘的 CTV_1 可用颈阔肌作为外界，淋巴结引流区的边界根据鼻咽癌 2008 年上中国分期界定
颈部淋巴引流区 CTV_1	1. 无论淋巴结是否阳性，均应包括茎突后间隙，上界需达颈静脉出颅处。Ⅴ区的后界需要包括软组织间隙，而不是像头颈部鳞癌一样在两侧斜方肌前缘连线处 2. 颈部 CTV 勾画时应注意对皮肤的保护，一般要求在皮下 3~5mm，以避免皮肤因为建成效应和面罩固定时造成皮肤高剂量，出现严重的皮肤放疗反应
PTV	1. 鼻咽癌病例 PTV 外放一般不应小于 3mm 2. 在脊髓、脑干、颞叶处可适当缩小至 1~2mm，在 PTV 与腮腺、软腭、口咽侧壁黏膜、下颌骨等敏感器官相邻时，应确认外放 PTV 不大于 3mm 3. 颈部邻近皮肤处 PTV 不应超出皮肤，一般需距皮缘 3~5mm，内侧应注意尽量避开椎动脉管

注：将原发肿瘤和阳性淋巴结的 CTV 同时考虑，包括在 CTV1 内，所定义的 CTV1 包括以下 3 个部分：原发肿瘤的 CTV、转移淋巴结的 CTV 和高危淋巴引流区

表 15   上海复旦肿瘤医院 CTV 及 PTV 勾画原则及剂量[27]

定义	勾画原则及剂量
原发肿瘤的CTV	1.整个鼻咽腔，斜坡前 1/3，翼板，咽旁间隙，蝶窦下份，鼻腔和上颌窦后 1/3 2.T_3 和 T_4 患者，需覆盖整个斜坡和蝶窦
淋巴引流区的 CTV	1.N_0 患者，包括上颈部（Ⅱ、Ⅲ和Ⅴa区） 2.$N_{1\sim3}$ 患者，还需包括Ⅳ区和Ⅴb区
PTV	1.PTVg 为 GTV 外扩 0.5cm，剂量为 6～6.2 周 66～70.4Gy/30～32 分割 2.PTV_{60}（高危临床靶体积）为 CTV 外扩 0.5cm，剂量为 60Gy/30分割 3.PTV_{54}（低危临床靶体积）剂量为 54Gy/30 分割

表 16   福建省肿瘤小靶区 CTV 及 PTV 勾画原则及剂量[28]

定义		勾画原则及剂量
原发肿瘤	CTV_1（高危区）	GTV+5～10mm 外扩边界，同时包括整个鼻咽黏膜+黏膜下 5mm
	CTV_2（潜在受累区）	1.整个鼻咽腔（仅限至鼻腔后部），上颌窦（限至后鼻孔前 5mm 和上颌窦黏膜），翼腭窝，后组筛窦，咽旁间隙，颅底，斜坡和颈椎体前 1/3，蝶窦和海绵窦下份 2.同时包括咽后淋巴结区域，从颅底至第 2 颈椎上缘
颈部淋巴结 CTV-N		1.包括Ⅱ、Ⅲ、Ⅳ和Ⅴ区 2.除非临床受累，否则不包括颈深上组淋巴结（如第 1 颈椎以上的Ⅱa区）
PTV		1.外扩 3mm 2.2006 年 7 月前，PTVs（原发灶和淋巴结）66Gy/30 分割。CTV_1 的 PTV：60Gy/30 分割。CTV_2 和 CTV-N 的 PTV：54Gy/30 分割 3.2006 年 7 月后，原发灶 PTV：69.75Gy/31 分割。淋巴结的 PTV：66.65Gy/31 分割。CTV_1 的 PTV：60.45Gy/31 分割。CTV2 和 CTV-N 的 PTV：55.8Gy/31 分割

表 17 CTV 及 PTV 勾画原则及剂量（2010 年专家共识）[29]

定义		勾画原则及剂量
原发肿瘤	CTV$_1$	GTVnx（鼻咽原发灶）+ GTVrpn（咽后淋巴结）+5～10mm（外放范围根据临床和解剖结构特殊可做适当调整）+ 相应鼻咽腔黏膜及黏膜下 5mm
	CTV$_2$	1. 涵盖 CTV$_1$ 2. 同时根据肿瘤侵犯位置和范围适当考虑包括鼻腔后部、上颌窦后部、翼腭窝、部分后组筛窦、咽旁间隙、颅底、部分颈椎和斜坡 3. 主要根据鼻咽解剖及肿瘤的生物学行为确定相应的 CTV$_2$，具体解剖界限与范围参考如下：前界，鼻腔后部及上颌窦后壁前 5mm；后界，前 1/3 椎体和斜坡；上界，部分后组筛窦，颅底壁（蝶窦底壁、破裂孔、卵圆孔）；下界，第 2 颈椎椎体下缘；侧界，包括翼突区、咽旁间隙、颅底层面包括卵圆孔外侧缘
淋巴结引流区 CTVnd		1. GTVnd+ 需预防照射的颈部淋巴结引流区 2. 当咽后淋巴结转移时，不论是否包膜外侵，CTV 界定按原发灶 CTV$_1$、CTV$_2$ 处理 3. N$_0$ 期： （1）无任何肿大或可疑转移淋巴结，包括双侧 Ⅱ、Ⅲ、Va 区 （2）影像学发现有肿大淋巴结，但未达到诊断学标准，且临床考虑为高危淋巴结，包括高危淋巴结的同侧颈部 Ⅱ～Ⅴ区和对侧 Ⅱ、Ⅲ、Ⅴa 区，若双侧均有高危淋巴结时，包括双颈 Ⅱ～Ⅴ区 3. 单侧颈部有淋巴结转移时，包括同侧 Ⅱ～Ⅴ区和对侧 Ⅱ、Ⅲ、Ⅴa 区 4. 双侧颈部有淋巴结转移时，包括双侧 Ⅱ～Ⅴ区 5. Ⅰb 区淋巴结照射指征：①Ⅰb 区有转移阳性淋巴结或该区域阳性淋巴结切除术后；②Ⅱa 区转移性淋巴结包膜外侵或直径≥3cm；③同侧全颈多个区域（≥4 个区域）有转移淋巴结；④鼻咽肿瘤侵犯鼻腔≥后 1/3，软硬腭，齿槽等 6. 除淋巴术后或皮肤受侵犯者，CTVnd 相对应的 PTV 不应超出皮肤，一般距皮肤下 2～3mm 7. 行计划性新辅助化疗后 MRI 确认肿瘤缩小明显者，应以化疗前的病灶影像勾画 GTVnx，鼻咽腔内肿瘤突出部分可按化疗后实际退缩情况勾画；咽后淋巴结的 GTV（GTVrpn）和颈部淋巴结的 GTV（GTVnd）包膜无受侵者，按化疗后实际退缩情况勾画，包膜受侵者，按化疗后的影像勾画，同时还应包括化疗前影像显示的外侵区域；CTVnd 包括需预防照射的颈部淋巴结引流区
PTV		1. 外扩 2～5mm 2. PGTVnx（GTVnx 的 PTV）、PGTVrpn（GTVrpn 的 PTV）：单次剂量 2.10～2.25Gy，总剂量 66～76Gy。PGTVnd：单次剂量 2～2.25Gy，总剂量 66～70Gy。PCTV$_1$（CTV$_1$ 的 PTV）：单次剂量 1.8～2.05Gy，总剂量 60～62Gy。PCTV$_2$（CTV$_2$ 的 PTV）、PCTVnd（GTVnd 的 PTV）。单次剂量 1.7～1.8 Gy，总剂量 50～56Gy

推荐的靶区勾画方案与剂量处方如表 18 所示。

表 18 推荐的靶区勾画与剂量处方方案

部位	勾画靶区体积	勾画范围	处方剂量（30 分割）
鼻咽	GTV_{70}	目前临床检测手段所能检查到的肿瘤区域	
	CTV_{70}	GTV_{70}+2mm	
	PTV_{70}	CTV_{70}+3mm	70Gy
	CTV_{60}	GTV_{70}+5mm+ 鼻咽各壁（如骨质未破坏，仅包骨皮质，如骨质有侵犯，+2mm）	
	PTV_{60}	CTV_{60}+3mm	60Gy
	CTV_{50}	GTV_{70}+10mm+ 鼻腔后 1/3+ 上颌窦后 1/3+ 蝶窦下 1/3+ 后组筛窦 + 咽旁间隙 + 颈动脉鞘 + 咽后间隙 + 翼内外肌	
	PTV_{50}	CTV_{50}+3mm	50Gy
颈部	$GTV_{60\sim70}$	CT 或 MRI 检测到的淋巴结	
	$CTV_{60\sim70}$	$GTV_{60\sim70}$+2mm	
	$PTV_{60\sim70}$	$CTV_{60\sim70}$+3mm	60～70Gy
	CTV_{60}	$GTV_{60\sim70}$+5mm+ 高危区域（淋巴结阳性区域 + 第一站淋巴结）	
	PTV_{60}	CTV_{60}+3mm	60Gy
	CTV_{50}	$GTV_{60\sim70}$+10mm+ 第二站淋巴结引流区域	
	PTV_{50}	CTV_{50}+3mm	颅底至舌骨下缘：50Gy；舌骨下缘至环状软骨下缘：51Gy；环状软骨至锁骨头上缘48Gy

注：Ⅰb 区预防照射指征：鼻腔、口腔受侵者；眶后受侵者；肿瘤往前侵犯生长达 T_4 者；淋巴结长径在 6cm 或上者；CT 扫描显示Ⅱa 区淋巴结长径大于 2cm，或紧邻下颌下腺；CT 扫描显示Ⅰ区可见未达诊断标准的小淋巴结

（B）危及器官（OARs）的勾画与剂量限制

实施放射治疗除了希望提高肿瘤控制率外，另一个重要的目标就是控制危及器官在耐受范围内，并对功能器官如腮腺、颌下腺等进行保护。通常鼻咽癌放射治疗中定义的危及器官包括脑干、脊髓、颞叶、视神经、视交叉、晶体、眼球、颞颌关节、下颌骨、腮腺、颌下腺、内耳、中耳、喉、气管、甲状腺等，对危及器官的勾画的定义不同，其剂量分布也随之产生差异。中山大学附属肿瘤医院 Sun 等 2014 年在 *Radiotherapy and Oncology* 上发表了鼻咽癌调强放射治疗时代 OAR 勾画推荐[30]，如表 19 所示。

另外，下颌骨应作为一个整体器官被勾画，而不应分为左侧和右侧，需包括牙槽骨，但不包括牙齿；内耳的耳蜗和内听道应单独勾画和命名；中耳的鼓室、咽鼓管骨性结构应单独勾画和命名；勾画眼的时候应确保视网膜被完全勾画在内；勾画晶体时，晶状体和玻璃体的界限清晰，易于勾画；垂体位于垂体窝，呈卵圆形，在 3mm 层距的 CT 上 1~2 个层面显示出来。应确保垂体被完整勾画，但不要超过周围骨性结构。

表 19　鼻咽癌调强放射治疗时代危及器官（OAR）勾画推荐

OARs	头端	足端	前界	后界	外侧	内侧
颞下颌关节[a]	关节腔消失	下颌骨头出现，或下颌骨颈切迹上一层面	颞骨关节结节，下颌骨髁前缘	关节窝表面	下颌骨髁外侧缘，或关节窝表面	
脑干	视束，或大脑后动脉消失	枕骨大孔	桥前池，或基底动脉后缘	第四脑室，或中脑水管前缘	大脑后动脉，小脑前下动脉，小脑脚	
视交叉	向上一个或两个层面	垂体或鞍上池	视神经管	漏斗部	颈内动脉，大脑中动脉	
舌（口腔）[b]	硬腭或软腭下缘	二腹肌前腹消失	下颌骨后缘或无	腭，口咽，舌骨，扁桃体，舌骨	下颌骨内缘或缘下齿槽内缘	
喉（喉和喉咽）	会厌上缘	环状软骨下缘	甲状软骨或状软骨前缘	包括杓状软骨，甲状软骨和环状软骨上下角，和咽缩肌后缘	舌骨内缘，甲状软骨和环状软骨外缘，颈部血管，神经，和甲状腺侧叶	
上咽缩肌	翼突内侧板上缘	舌骨上缘	鼻咽，口咽，喉咽，舌底	头长肌，颈长肌，颈椎体	颈动脉鞘	
中咽缩肌	舌骨上缘	舌骨下缘	喉咽	头长肌，颈长肌，颈椎体	舌骨	

（续表）

OARs	头端	足端	前界	后界	外侧	内侧
下咽缩肌	舌骨下缘	环状软骨下缘	喉咽和环状软骨	头长肌，颈长肌，颈椎体	甲状软骨或甲状腺	
气管	环状软骨下缘	锁骨头下缘下 2cm	甲状腺峡部后缘	食管前缘	甲状腺侧叶	气管管腔扩大 1~2mm
颌下腺 [a]	翼内肌下缘或第 3 颈椎	下颌下三角脂肪间隙出现	下颌舌骨肌或舌骨舌肌外侧面	咽旁间隙，颈部血管，和二腹肌后腹，胸锁乳突肌	下颌骨分支，皮下脂肪，或颈阔肌	颈部血管，上和中咽缩肌，舌骨，二腹肌后腹，下颌舌骨肌，舌骨舌肌
食管	环状软骨下缘	锁骨头下缘下 2cm	气管	椎体或颈长肌	脂肪间隙或甲状腺	
视神经 [a]	上直肌下	下直肌上	眼球中心的后缘	视神经管		
颞叶 [a]	大脑侧裂上缘	中颅窝底	颞骨和大脑大翼裂，蝶骨大翼	颞骨岩部，小脑幕，枕前切迹	颞骨	海绵窦，蝶窦，蝶鞍，大脑侧裂（包括海马旁回和海马）

（续表）

OARs	头端	足端	前界	后界	外侧	内侧
腮腺 [a]	外耳道、乳突	下颌下间隙后部出现	咬肌、下颌骨后界、翼内肌	胸锁乳突肌前腹、二腹肌后腹外侧界（后内侧）、乳突	下颌下脂肪间隙、颈阔肌	二腹肌后腹、茎突、咽旁间隙、胸锁乳突肌
脊髓	小脑消失	锁骨头下缘下2cm	除外蛛网膜下隙（腔）			脊髓
臂丛 [a]	第4颈椎下缘	第1胸椎神经孔下缘，当在神经血管束下方时，锁骨头下1~2个CT层面	前斜角肌	中斜角肌	脂肪间隙	
甲状腺	梨状窝下缘或甲状软骨中点	第5~7颈椎体	胸骨舌骨肌或胸锁乳突肌	颈部血管或颈长肌	颈部血管或颈部胸锁乳突肌	甲状软骨或环状软骨或食管或咽缩肌

注：[a] 器官应分左侧和右侧勾画；[b] 包括舌底、舌体和口底

表 20　鼻咽癌放射治疗常用正常组织剂量限制

危及器官	MSKCC[5]	2010 中国专家共识[29]
重要器官		
脑干	D_{max}＜54Gy，或 1% PTV 的剂量≤60Gy	D_{max}=54Gy，扩边≥1mm，限定剂量＞60Gy≤1%
视神经	D_{max}＜54Gy，或 1% PTV 的剂量≤60Gy	D_{max}=50Gy，扩边≥1mm，限定剂量 55Gy
视交叉	D_{max}＜54Gy，或 1% PTV 的剂量≤60Gy	D_{max}=50Gy，扩边≥1mm，限定剂量 55Gy
脊髓	D_{max}＜45Gy，或 1cc PTV 的剂量≤50Gy	D_{max}=45Gy，扩边≥5mm，限定剂量＞50Gy≤1%
下颌骨和颞下颌关节	D_{max}＜70Gy，或 1cc PTV 的剂量≤75Gy	D_{max}≤70Gy，若不能实现，则＞75Gy 的体积≤1cm^3
臂丛	D_{max}＜66Gy	D_{max}≤66Gy
颞叶	D_{max}＜60Gy，或 1% PTV 的剂量≤65Gy	D_{max}≤60Gy 或＞65Gy 的体积≤1%
其他正常组织		
口腔	D_{mean}＜40Gy	D_{mean}≤40Gy
腮腺	D_{mean}≤26Gy（至少一侧腮腺达此限制量），或双侧腮腺至少 20cc 体积的剂量＜20Gy，或至少单侧腮腺的 50% 体积的剂量＜30Gy	D_{mean}＜20Gy（至少单侧）或双侧＜25Gy，靶区复杂时（如靶区占据部分腮腺）腮腺剂量尽可能低
耳蜗	V_{55}＜5%	单侧 D_{mean}≤45Gy
眼	D_{mean}＜35Gy，D_{max}＜50Gy	D_{max}≤50Gy
晶体	D_{max}＜25Gy	D_{max}≤25Gy
声门、喉	D_{mean}＜45Gy	D_{mean}≤45Gy
食管，环后、咽	D_{mean}＜45Gy	D_{mean}≤45Gy
垂体		D_{mean}≤50Gy
下颌下腺		D_{mean}＜35Gy
舌下腺		尽可能减少受照剂量

注：MSKCC=Memorial Sloan-Kettering Cancer Center（斯隆·凯特琳癌症纪念医院）

（5）计划设计优化与评价：满足处方剂量（95% 的 PTV 接受的最低吸收剂量）的要求并尽量减少子野数，缩短照射时间。权重的选择原则是：重要危及器官如脊髓、脑干的权重＞肿瘤＞一般危及器官。

计划评价需满足：接受大于 110% 处方剂量的 PTV 体积小于 20%；接受大于 115% 处方剂量的 PTV 体积小于 5%；接受小于 93% 处方剂量的 PTV 体积小于 1%。另外，还需评估危及器官的耐受剂量。

（6）计划确认与剂量学处理：误差不超过 5mm。

（7）复位。

（8）验证：未经验证的治疗计划不得执行。

（9）实施治疗。

（三）放射治疗中的管理、监测与评价

（1）保持口腔卫生：勤漱口等。

（2）管理口腔干燥：无有效方法，可适当使用人工唾液。

（3）预防咀嚼肌功能障碍、张口困难、转颈障碍：可行张口锻炼及转颈锻炼。

（4）注意评价是否有口腔念珠菌感染，如有，及时临床干预。

（5）口腔及咽喉疼痛：一般在放疗 10～15 次时出现，后逐渐加重，影响患者进食及营养状态，早期临床干预及止痛治疗有助于改善患者疼痛状态及后期的营养状态。一般在放疗结束后

2~4周恢复。

（6）营养欠佳：对于进食困难导致体重明显下降、电解质紊乱的患者，可行静脉营养支持或鼻饲管营养支持，以改善营养状态和维持电解质平衡。

（7）放射性皮炎：照射部位的皮肤出现潮红、瘙痒、脱皮等，出现皮肤症状后，嘱患者不要抓挠皮肤，避免皮肤破损，可适当使用放射性皮肤保护剂。放疗后皮肤色素沉着一般会在4~8周恢复。

（8）鼻部症状：鼻咽多涕且黏稠等，可使用鼻咽冲洗器，每天1~2次，保持鼻咽清洁，但注意禁止用力冲洗，以防鼻出血。也可用糜蛋白酶等滴鼻以稀释浓稠的鼻涕。鼻干可使用鱼肝油滴鼻缓解症状。若有鼻出血，量小可使用呋麻滴鼻液滴鼻，量大须尽快到近医院治疗。

（9）耳部症状：包括耳部积液、流液和听力下降，建议患者至耳鼻喉专科就诊。

（10）骨髓抑制：可引起白细胞下降、贫血和血小板下降，建议每周监测血常规1次，如有异常，及时临床处理，并每周监测血常规2次或2次以上。

（11）生化异常：长期进食障碍、营养状态欠佳的患者会导致电解质异常，合并化疗的患者可有肝、肾功能异常，建议每2周检查一次生化常规，如有异常，及时进行临床处理，并每周监测生化常规。

（12）EB 病毒 DNA 检查，推荐放疗期间间断行 2～3 次 EBV DNA 检测。

放射相关反应可根据 RTOG/EORTC 急性放射并发症评价标准进行评价。

（四）肿瘤的评价及个体化放疗方案

目前常用的肿瘤疗效评价标准为实体瘤疗效评价标准（RECIST），即：完全缓解（CR）——所有靶病灶消失，无新病灶出现，且肿瘤标志物正常，至少维持 4 周；部分缓解（PR）——靶病灶最大径之和减少≥30%，至少维持 4 周；疾病稳定（SD）——靶病灶最大径之和缩小未达 PR，或增大未达 PD；疾病进展（PD）——靶病灶最大径之和至少增加≥20%，及其绝对值增加至少 5mm，出现新病变也视为 PD。

推荐使用的放疗期间治疗效果评价标准如表 21 所示，均采用同体位、同固定的 CT-SIM 扫描，扫描时间为放疗前、放疗 10 次后 11 次前、放疗 20 次后 21 次前、放疗 30 次后，以及放疗结束后 3 个月。

表 21　基于 CT 模拟机扫描的鼻咽癌疗效评价标准

疗效	鼻咽结构	可测肿瘤体积	颈部淋巴结
CR	病变消失，鼻咽结构恢复正常	消失	颈部淋巴结 CR 标准： 1. 肿大淋巴结消失 2. 放疗前任何大小淋巴结：残留＜0.5cm 3. 放疗前 1.5cm 以上的淋巴结：残留＜1.0cm 或长径缩小＞75%
PR+	咽鼓管口、咽隐窝均基本恢复正常	缩小≥75%	
PR	咽鼓管口结构恢复正常，咽隐窝仍充填	75%＞缩小＞50%	
PR-	咽鼓管口、咽隐窝仍结构不清	50%＞缩小＞25%	
SD	鼻咽结构与放疗前基本相同	缩小＜25%	颈部淋巴结残留标准：达不到上述指标者
PD	病变增大		

注：可测肿瘤体积采用横断面 CT 扫描的层数计数。CR，完全缓解；PR，部分缓解；SD，病变稳定；PD，病变进展

　　根据以上评价的结果，进一步定义了鼻咽癌患者的放射敏感性，并根据不同的敏感性设计了鼻咽癌个体化放射治疗方案，如表 22 所示。

表 22 基于放射治疗分型的鼻咽癌剂量个体化放疗方案

可测肿瘤	10 次	20 次	30 次	个体化放疗方案
高敏感	CR			CTV_2：40～46Gy CTV_1：50～56Gy GTV：60 Gy
较敏感		CR		CTV_2：46～50Gy CTV_1：56～60Gy GTV：60～66Gy
中等敏感		PR+	CR	CTV_2：50Gy CTV_1：60Gy GTV：66～70Gy
低敏感		<PR	PR+	CTV_2：50～54Gy CTV_1：60～64 GTV：72～74Gy
抗拒		<PR	PR-	CTV_2：54 CTV_1：60～64Gy GTV：72～78Gy
颈部淋巴结				
敏感	CR			GTVn：50～60Gy
较敏感及中等敏感		CR		GTVn：60～64Gy
不敏感		<PR	CR	GTVn：64～70Gy
抗拒		<PR	残留	GTVn：66～76Gy，局部加量

根据上述评价得出的敏感性，对放射抗拒的患者提出了个体化的放射增敏方案，增敏治疗的指征包括：①放疗 10 次后 11 次前 CT 疗效评价 SD 者；②放疗 20 次后 21 次前 CT 疗效评价 PR-者；③放疗 30 次后 CT 疗效评价 PR 者；④如放疗 10 次后 11 次前 CT 疗效评价 SD，而放疗 20 次后 21 次前 CT 疗效评价达 PR 者，可予停增敏治疗；⑤如放疗 20 次后 21 次前 CT 疗效评价 PR-，而放疗 30 次后 CT 疗效评价 PR+ 者，可停止增敏治疗。

三、化疗 [10]

1. 同期放化疗加辅助化疗（2A 类） 顺铂＋放疗→顺铂/氟尿嘧啶（2A 类）或卡铂/氟尿嘧啶（2B 类）。

2. 顺铂＋放疗，不加辅助化疗（2B 类）。

3. 诱导化疗（3 类） 多西他赛/顺铂/氟尿嘧啶，多西他赛/顺铂（2B 类），顺铂/氟尿嘧啶，顺铂/表阿霉素/紫杉醇。诱导化疗后，同期放化疗中经典的化疗方案包括每周顺铂或每周卡铂。

4. 复发、不可切除或转移（不可治愈）者

（1）联合化疗：顺铂或卡铂/多西他赛或紫杉醇，顺铂/氟尿嘧啶，卡铂/西妥昔单抗，顺铂/吉西他滨，吉西他滨/长春瑞滨。

（2）单药化疗：顺铂、卡铂、紫杉醇、多西他赛、氟尿嘧啶、甲氨蝶呤、吉西他滨、卡培他滨。

第五部分　治疗后随访

一、NCCN 指南推荐

NCCN 指南[10]（2015，第 1 版）推荐的随访方案：

（1）病史采集及体格检查：包括完整的头颈部体格检查以及鼻咽内镜检查。治疗后第 1 年，每 1～3 个月复查一次；治疗后第 2 年，每 2～6 个月复查一次；治疗后第 3～5 年，每 4～8 个月复查一次；治疗后大于 5 年，每 12 个月复查一次。

（2）治疗后鼻咽及颈部的基线影像学检查推荐在治疗后 6 个月内完成（2B 类），此后每年行影像学复查。

（3）有吸烟史的患者行胸部 X 线检查。

（4）若颈部接受了照射，推荐每 6～12 个月监测促甲状腺素（TSH）。

（5）如果有临床症状，需行言语／听力和吞咽功能评估，并行相应的康复训练。

（6）戒烟和饮酒相关咨询。

（7）口腔评估：包括口干的管理，预防及缓解张口困难，预防和治疗龋齿，预防放疗后骨坏死，预防和管理口腔念珠菌感染，拔牙或种牙等口腔处理前须咨询放射肿瘤科医生。可每 6 个月进行一次评估。

（8）监测 EB 病毒 DNA 水平。

（9）营养状态评估和恢复。

（10）心理状态及压力监测。

二、EHNS–ESMO–ESTRO 指南推荐

EHNS-ESMO-ESTRO 鼻咽癌临床实践指南 [13] 推荐：

（1）随访内容包括定期的鼻咽和颈部检查，脑神经功能检查，以及各系统评估以判断有无远处转移。

（2）对于 T_3 期和 T_4 期患者，鼻咽和颅底 MRI 推荐在治疗后前几年内每 6 ~ 12 个月复查一次。

（3）接受颈部照射后，推荐治疗后 1 年、2 年、5 年行甲状腺功能评估。

三、SEOM 指南推荐

SEOM 临床指南 [23] 推荐：

（1）治疗结束后 2 ~ 3 个月行最终评估明确肿瘤缓解状态；

包括鼻咽纤维内镜检查，CT 和（或）MRI 检查。

（2）前 2 年，每 3 个月行鼻咽纤维内镜检查，每年行 CT 和（或）MRI 检查，每年行甲状腺功能检查和胸部 X 线检查。

（3）治疗后 5 年，仍需每 6 个月行鼻咽纤维内镜检查，每年行 CT 和（或）MRI 检查，每年行甲状腺功能和胸部 X 线检查。

四、推荐的随访

推荐的随访方案：

（1）放疗后 1 个月：行血常规、生化常规、EB 病毒抗体五项、EB 病毒 DNA 检测，以及鼻咽内镜检查。

（2）放疗结束后 3 年内：每 3 ~ 6 个月复查血常规、生化常规、EB 病毒抗体五项、EB 病毒 DNA 检测，及鼻咽内镜检查，并行鼻咽 + 颈部 MRI 检查，胸部 X 线检查，及腹部超声检查。

（3）放疗结束后 3 ~ 5 年内：每 6 ~ 9 个月复查血常规、生化常规、EB 病毒抗体五项、EB 病毒 DNA 检测及鼻咽内镜检查，并行鼻咽 + 颈部 MRI 检查，胸部 X 线检查及腹部超声检查，第 5 年时可加做全身骨扫描检查。

（4）放疗结束后 5 年后：每年复查血常规、生化常规、EB 病毒抗体五项、EB 病毒 DNA 检测及鼻咽内镜检查，并行鼻咽 + 颈部 MRI 检查，胸部 X 线检查及腹部超声检查，并加做全身骨扫描检查。

（5）随访期间，如有临床症状，可不论是否到按期随访的日期，均应行相关检查，有远处转移症状者，可推荐行 PET/CT 检查。

第六部分　参考文献

[1] Cao SM, Simons MJ, Qian CN. The prevalence and prevention of nasopharyngeal carcinoma in China[J]. Chin J Cancer，2011，30（2）：114-119.

[2] Chen Y,Zhao W,Lin L,et al. Nasopharyngeal Epstein-Barr Virus Load: An Efficient Supplementary Method for Population-Based Nasopharyngeal Carcinoma Screening[J]. PLoS One，2015，10（7）：e132669.

[3] 殷蔚伯，余子豪，徐国镇，等. 肿瘤放射学[M].4版.北京：中国协和医科大学出版社，2008.

[4] Lee AW, Foo W, Law SC, et al. Nasopharyngeal carcinoma: presenting symptoms and duration before diagnosis[J]. Hong Kong Med J，1997，3（4）：355-361.

[5] Halperin EC, Wazer DE, Petez CA,et al. Perez and Brady's Principles and Practice of Radiation Oncology[M]. 6th ed. Philadelphia,PA 19103 USA：Lippincott Williams & Wilkins，2013.

[6] 吴江.神经病学（供8年制和7年制临床医学等专业）[M].2版. 北京：人民卫生出版社,2010.

[7] Ng SH, Chang TC, Ko SF. et al. Nasopharyngeal carcinoma: MRI and CT assessment[J]. Neuroradiology，1997，39（10）：741-746.

[8] van den Brekel MW, Stel HV, Castelijns JA, et al. Cervical lymph node metastasis: assessment of radiologic criteria[J]. Radiology，1990，177（2）：379-384.

[9] Tang L, Li L, Mao Y. et al. Retropharyngeal lymph node metastasis in nasopharyngeal carcinoma detected by magnetic resonance imaging : prognostic value and staging categories[J]. Cancer，2008，113（2）：347-354.

[10] http://www.nccn.org/professionals/physician_gls/pdf/head-and-neck.pdf

[11] Chang JT, Chan SC, Yen TC，et al. Nasopharyngeal carcinoma staging by (18)F-fluorodeoxyglucose positron emission tomography[J]. Int J Radiat Oncol Biol Phys，2005，62（2）：501-507.

[12] Yoo J, Henderson S，Walker-Dilks C. Evidence-based guideline

recommendations on the use of positron emission tomography imaging in head and neck cancer[J]. Clin Oncol (R Coll Radiol), 2013, 25（4）: e33-e66.

[13] Chan AT, Gregoire V, Lefebvreet JL, et al. Nasopharyngeal cancer: EHNS-ESMO-ESTRO Clinical Practice Guidelines for diagnosis, treatment and follow-up[J]. Ann Oncol, 2012, 23 Suppl 7: i83-i85.

[14] Pan J, Xu Y, Qiu S. et al. A comparison between the Chinese 2008 and the 7th edition AJCC staging systems for nasopharyngeal carcinoma[J]. Am J Clin Oncol, 2015, 38（2）: 189-196.

[15] Chang H, Gao J, Xu BQ. et al. Haemoglobin, neutrophil to lymphocyte ratio and platelet count improve prognosis prediction of the TNM staging system in nasopharyngeal carcinoma: development and validation in 3,237 patients from a single institution[J]. Clin Oncol (R Coll Radiol), 2013, 25（11）: 639-646.

[16] Gregoire V, Levendag P, Ang KK, et al. CT-based delineation of lymph node levels and related CTVs in the node-negative neck: DAHANCA, EORTC, GORTEC, NCIC,RTOG consensus guidelines[J]. Radiother Oncol, 2003, 69（3）: 227-236.

[17] Gregoire V, Eisbruch A, Hamoir M. et al. Proposal for the delineation of the nodal CTV in the node-positive and the post-operative neck[J]. Radiother Oncol, 2006, 79（1）: 15-20.

[18] Gregoire V, Ang K, Budach W. et al. Delineation of the neck node levels for head and neck tumors: a 2013 update. DAHANCA, EORTC, HKNPCSG, NCIC CTG, NCRI, RTOG, TROG consensus guidelines[J]. Radiother Oncol, 2014, 110（1）: 172-181.

[19] Ng WT, Lee AW, Kan WK. et al. N-staging by magnetic resonance imaging for patients with nasopharyngeal carcinoma: pattern of nodal involvement by radiological levels[J]. Radiother Oncol, 2007, 82（1）: 70-75.

[20] Tang L, Mao Y, Liu L, et al. The volume to be irradiated during selective neck irradiation in nasopharyngeal carcinoma: analysis of the spread patterns in lymph nodes by magnetic resonance imaging[J]. Cancer, 2009, 115（3）: 680-688.

[21] Ho FC, Tham IW, Earnest A,et al. Patterns of regional lymph node metastasis of nasopharyngeal carcinoma: a meta-analysis of clinical evidence[J]. BMC Cancer, 2012, 12: 98.

[22] Li WF, Sun Y, Mao YP,et al. Proposed lymph node staging system using the International Consensus Guidelines for lymph node levels is predictive for nasopharyngeal carcinoma patients from endemic areas treated with

intensity modulated radiation therapy[J]. Int J Radiat Oncol Biol Phys，2013，86（2）：249-256.

[23] Mesia R, Pastor M. Grau JJ. et al. SEOM clinical guidelines for the treatment of nasopharyngeal carcinoma 2013[J]. Clin Transl Oncol，2013，15（12）：1025-1029.

[24] Lee N, Harris J, Garden AS,et al. Intensity-modulated radiation therapy with or without chemotherapy for nasopharyngeal carcinoma: radiation therapy oncology group phase II trial 0225[J]. J Clin Oncol，2009，27（22）：3684-3690.

[25] Lee NY, Zhang Q, Pfister DG et al. Addition of bevacizumab to standard chemoradiation for locoregionally advanced nasopharyngeal carcinoma (RTOG 0615): a phase 2 multi-institutional trial[J]. Lancet Oncol，2012，13（2）：172-180.

[26] 易俊林，高黎，徐国镇,等. 鼻咽癌调强放射治疗靶区勾画-中国医学科学院肿瘤医院经验总结[J]. 肿瘤预防与治疗，2011（03）:157-172

[27] He X, Ou D, Ying H, et al. Experience with combination of cisplatin plus gemcitabine chemotherapy and intensity-modulated radiotherapy for locoregionally advanced nasopharyngeal carcinoma[J]. Eur Arch Otorhinolaryngol，2012，269（3）：1027-1033.

[28] Lin S, Pan J, Han L et al. Nasopharyngeal carcinoma treated with reduced-volume intensity-modulated radiation therapy: report on the 3-year outcome of a prospective series[J]. Int J Radiat Oncol Biol Phys，2009，75（4）：1071-1078.

[29] 中国鼻咽癌临床分期工作委员会.2010鼻咽癌调强放疗靶区及剂量设计指引专家共识[J].中华放射肿瘤学杂志，2011,20（4）：267-269.

[30] Sun Y, Yu XL, Luo W,et al. Recommendation for a contouring method and atlas of organs at risk in nasopharyngeal carcinoma patients receiving intensity-modulated radiotherapy[J]. Radiother Oncol，2014，110（3）：390-397.